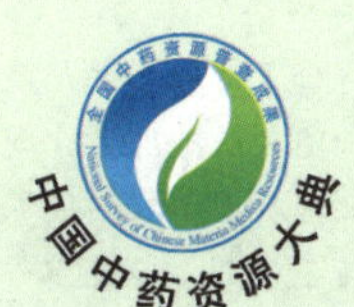

中国中药资源大典
——中药材系列
中药材生产加工适宜技术丛书
中药材产业扶贫计划

附子生产加工适宜技术

总 主 编　黄璐琦
主　　编　夏燕莉　周先建

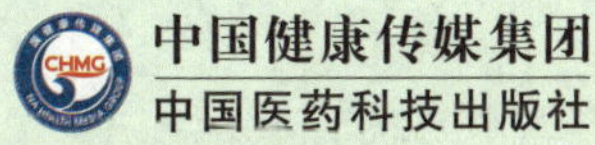

中国健康传媒集团
中国医药科技出版社

内容提要

《中药材生产加工适宜技术丛书》以全国第四次中药资源普查工作为抓手，系统整理我国中药材栽培加工的传统及特色技术，旨在科学指导、普及中药材种植及产地加工，规范中药材种植产业。本书为附子生产加工适宜技术，包括：概述、附子药用资源、附子栽培技术、附子药材质量、附子现代研究与应用等内容。本书适合中药种植户及中药材生产加工企业参考使用。

图书在版编目（CIP）数据

附子生产加工适宜技术 / 夏燕莉，周先建主编 . — 北京：中国医药科技出版社，2018.12

ISBN 978-7-5214-0675-7

Ⅰ . ①附… Ⅱ . ①夏… ②周… Ⅲ . ①附子－栽培技术 ②附子－中草药加工 Ⅳ . ① S567.23

中国版本图书馆 CIP 数据核字（2019）第 010778 号

美术编辑 陈君杞
版式设计 锋尚设计

出版 **中国健康传媒集团 | 中国医药科技出版社**
地址 北京市海淀区文慧园北路甲 22 号
邮编 100082
电话 发行：010-62227427 邮购：010-62236938
网址 www.cmstp.com
规格 710 × 1000mm 1/16
印张 6 1/2
字数 63 千字
版次 2018 年 12 月第 1 版
印次 2018 年 12 月第 1 次印刷
印刷 北京盛通印刷股份有限公司
经销 全国各地新华书店
书号 ISBN 978-7-5214-0675-7
定价 28.00 元

中药材生产加工适宜技术丛书

—— 编委会 ——

本书编委会

主　　编　夏燕莉　周先建

副 主 编　胡　平　杨玉霞

编写人员（按姓氏笔画排序）

王　欢（成都大学）
方清茂（四川省中医药科学院）
卢　波（四川省中医药科学院）
司欣鑫（四川农业大学）
朱彦西（成都大学）
吴　萍（四川省中医药科学院）
张　林（成都大学）
陈铁柱（四川省中医药科学院）
郭俊霞（四川省中医药科学院）
舒光明（四川省中医药科学院）

序

我国是最早开始药用植物人工栽培的国家，中药材使用栽培历史悠久。目前，中药材生产技术较为成熟的品种有200余种。我国劳动人民在长期实践中积累了丰富的中药种植管理经验，形成了一系列实用、有特色的栽培加工方法。这些源于民间、简单实用的中药材生产加工适宜技术，被药农广泛接受。这些技术多为实践中的有效经验，经过长期实践，兼具经济性和可操作性，也带有鲜明的地方特色，是中药资源发展的宝贵财富和有力支撑。

基层中药材生产加工适宜技术也存在技术水平、操作规范、生产效果参差不齐问题，研究基础也较薄弱；受限于信息渠道相对闭塞，技术交流和推广不广泛，效率和效益也不很高。这些问题导致许多中药材生产加工技术只在较小范围内使用，不利于价值发挥，也不利于技术提升。因此，中药材生产加工适宜技术的收集、汇总工作显得更加重要，并且需要搭建沟通、传播平台，引入科研力量，结合现代科学技术手段，开展适宜技术研究论证与开发升级，在此基础上进行推广，使其优势技术得到充分的发挥与应用。

《中药材生产加工适宜技术》系列丛书正是在这样的背景下组织编撰的。该书以我院中药资源中心专家为主体，他们以中药资源动态监测信息和技术服务体系的工作为基础，编写整理了百余种常用大宗中药材的生产加工适宜技术。全书从中药材的种植、采收、加工等方面进行介绍，指导中药材生产，旨在促进中药资源的可持续发展，提高中药资源利用效率，保护生物多样性和生态环境，推进生态文明建设。

丛书的出版有利于促进中药种植技术的提升，对改善中药材的生产方式，促进中药资源产业发展，促进中药材规范化种植，提升中药材质量具有指导意义。本书适合中药栽培专业学生及基层药农阅读，也希望编写组广泛听取吸纳药农宝贵经验，不断丰富技术内容。

书将付梓，先睹为悦，谨以上言，以斯充序。

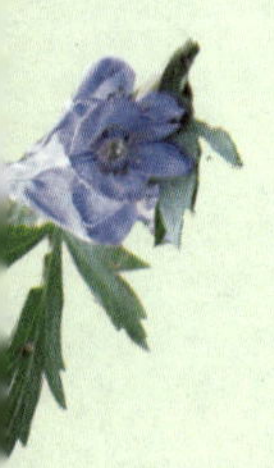

中国中医科学院 院长

中国工程院院士 张伯礼

丁酉秋于东直门

总前言

中药材是中医药事业传承和发展的物质基础，是关系国计民生的战略性资源。中药材保护和发展得到了党中央、国务院的高度重视，一系列促进中药材发展的法律规划的颁布，如《中华人民共和国中医药法》的颁布，为野生资源保护和中药材规范化种植养殖提供了法律依据；《中医药发展战略规划纲要（2016—2030年）》提出推进“中药材规范化种植养殖”战略布局；《中药材保护和发展规划（2015—2020年）》对我国中药材资源保护和中药材产业发展进行了全面部署。

中药材生产和加工是中药产业发展的“第一关”，对保证中药供给和质量安全起着最为关键的作用。影响中药材质量的问题也最为复杂，存在种源、环境因子、种植技术、加工工艺等多个环节影响，是我国中医药管理的重点和难点。多数中药材规模化种植历史不超过30年，所积累的生产经验和研究资料严重不足。中药材科学种植还需要大量的研究和长期的实践。

中药材质量上存在特殊性，不能单纯考虑产量问题，不能简单复制农业经验。中药材生产必须强调道地药材，需要优良的品种遗传，特定的生态环境条件和适宜的栽培加工技术。为了推动中药材生产现代化，我与我的团队承担了农业部现代农业产业技术体系“中药材产业技术体系”建设任务。结合国家中医药管理局建立的全国中药资源动态监测体系，致力于收集、整理中药材生产加工适宜技术。这些适宜技术限于信息沟通渠道闭塞，并未能得到很好的推广和应用。

本丛书在第四次全国中药资源普查试点工作的基础下，历时三年，从药用资源分布、栽培技术、特色适宜技术、药材质量、现代应用与研究五个方面系统收集、整理了近百个品种全国范围内二十年来的生产加工适宜技术。这些适宜技术多源于基层，简单实用、被老百姓广泛接受，且经过长期实践、能够充分利用土地或其他资源。一些适宜技术尤其适用于经济欠发达的偏远地区和生态脆弱区的中药材栽培，这些地方农民收入来源较少，适宜技术推广有助于该地区实现精准扶贫。一些适宜技术提供了中药材生产的机械化解决方案，或者解决珍稀濒危资源繁育问题，为中药资源绿色可持续发展提供技术支持。

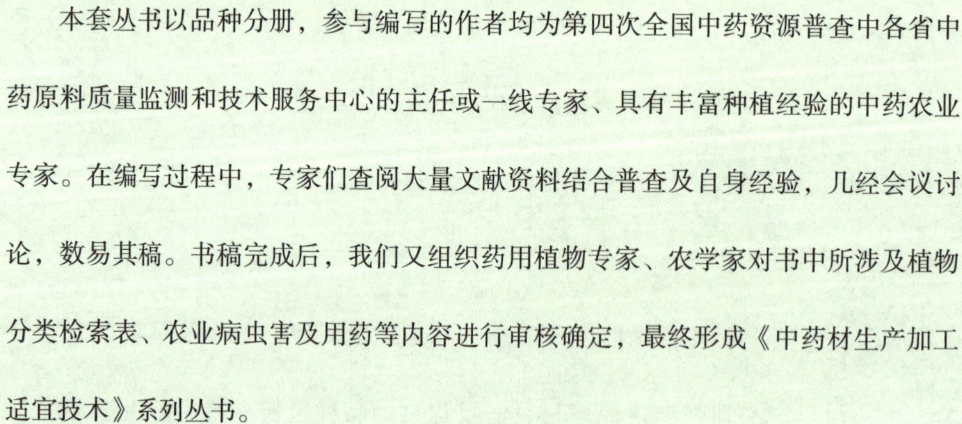

本套丛书以品种分册，参与编写的作者均为第四次全国中药资源普查中各省中药原料质量监测和技术服务中心的主任或一线专家、具有丰富种植经验的中药农业专家。在编写过程中，专家们查阅大量文献资料结合普查及自身经验，几经会议讨论，数易其稿。书稿完成后，我们又组织药用植物专家、农学家对书中所涉及植物分类检索表、农业病虫害及用药等内容进行审核确定，最终形成《中药材生产加工适宜技术》系列丛书。

在此，感谢各承担单位和审稿专家严谨、认真的工作，使得本套丛书最终付梓。希望本套丛书的出版，能对正在进行中药农业生产的地区及从业人员，有一些切实的参考价值；对规范和建立统一的中药材种植、采收、加工及检验的质量标准有一点实际的推动。

2017年11月24日

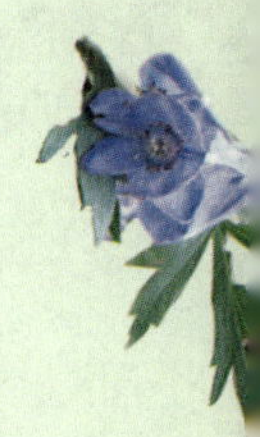

前　言

几千年来，国人运用中医药防病治病，积累了丰富的临床用药经验，形成了较完善的中医药理论体系。中药为中医学的重要组成部分，中药质量是保证中医体现临床疗效的关键。

附子为毛茛科植物乌头*Aconitum carmichaelii* Debx.的子根加工品，始载于《神农本草经》，列为下品，是40种常用的大宗中药材之一。中国民间一直就有“世界附子在中国，中国附子在四川，四川附子在江油”的说法。四川江油附子种植有1300多年的历史，在附子的栽培过程中道地产区已形成了一套成熟的栽培技术。但在栽培过程中仍存在着一些问题。诸如：附子的种源繁殖停留在农户凭经验自繁自育，导致附子种源质量差异很大，使产区附子药材的产量和质量受到很大的影响；附子生产过程中不合理的栽培密度、施肥方法、施肥时间、施肥次数严重影响了附子的产量和品质。附子为著名的有毒中药，加工显得尤为重要，产地加工的随意性，一是降低了附子的药效，二是增加了其毒性。

为了挖掘和继承道地中药材附子生产和产地加工技术，形成附子优质标准化生产和产地加工技术规范，加大附子生产加工适宜技术在各地区的推广应用，四川省中医科学院专家编写了《附子生产加工适宜技术》一书。本书从生物学特性、地理分布、生态适宜分布区域与适宜种植区域、种子种苗繁育、栽培技术、采收与产地加工技术、特色适宜技术、本草考证与道地沿革、药典标准、质量评价及现代研究与应用等方面对附子进行概述，为确保生产出优质、高产、稳定、可控的附子药材提供科学参考。

由于本书内容涉及面广，疏漏、不妥之处在所难免，恳望读者提出宝贵意见，以便修订提高。

编者

2018年6月

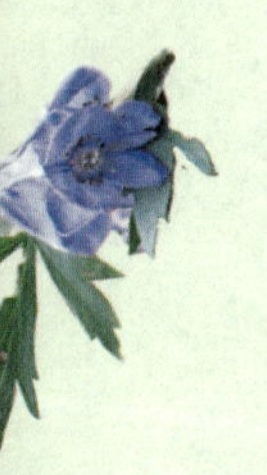

目 录

第1章

概　述

附子来源于为毛茛科植物乌头*Aconitum carmichaeli* Debx. 的子根加工品，《中国药典》2015年版一部收载品种。具有祛风除湿、回阳救逆、散寒止痛、降压强心等药用作用，被广泛应用于临床治疗。东汉时期名医张仲景的《伤寒论》中，以附子为主配方的药方在所有药材中居第一位，有23个。

附子主要含剧毒的乌头碱、次乌头碱、新乌头碱等双酯类生物碱，经盐渍、水漂、蒸煮、烘干等不同方式炮制，水解成毒性较小的单酯类生物碱，继续水解则转变为毒性更小的胺醇类碱。此外，尚含强心成分去甲猪毛菜碱、去甲乌药碱、附子灵、宋果宁、附子苷、尼奥灵等，药用成分复杂。

目前国内附子药材生产形成四川江油、布拖、陕西、云南四大产区。四川江油为附子公认的道地产区，主要种植于河西、青莲、彰明、西屏，种植历史1300多年，土壤、气候类型特殊，一直沿用传统打顶、刨根等精耕细作模式，一般6月下旬至7月上旬采挖，大田采挖割去地上部分，应用专用采挖器具采挖后运回加工场地，人工摘下附子，去除须根后直接售卖鲜样。其产品以附子数目少、个头大、形状佳、品质优著称。江油附子栽培前景良好，炮制品大量销往国内市场、出口东南亚、日本等，市场需求和潜力巨大。

四川布拖、陕西、云南等地近年来大量栽种附子，种植模式粗放，规模远超江油道地产区。其中陕西汉中为附子的传统产区，主产城固、南郑、勉县等地，一般7~8月采挖，附子个头较小。布拖县为附子的主产区之一，主要分布于火烈乡、乐安乡、补洛乡、瓦都乡、补尔乡、觉撒乡等，常年种植面积在1万亩左右，一般在

9～10月采收，附子个头中等大小。云南附子近年来发展势头迅猛，占全国附子总产量的一半以上，整个滇西地区大部分县都产附子，以大理宾川县、云龙县、丽江玉龙县、维西县产量较大。一般在10～11月采收。其产品以数目多，个头小为主要特征，价格仅为江油附子的1/3左右。云南附子产地加工已基本实现机械化，去须根和分级基本由机器完成。

不同产区所产附子在基因型、生态环境、栽种技术、生育期等各方面存在显著差异，必然导致产品外观性状、产量、指标性成分含量以及药效表现显著差异，使得目前市场流通环节附子药材及炮制品质量不稳定，成为毒性药材安全用药的瓶颈。

本书从生物学特性、地理分布、生态适宜区、种子种苗繁育、栽培技术、采收加工、病虫害防治、特色适宜技术、本草考证、药典标准、质量评价、现代研究与应用等方面对附子进行概述，挖掘和继承道地附子生产加工技术，形成技术规范和质量标准，加速在各产区的推广应用。

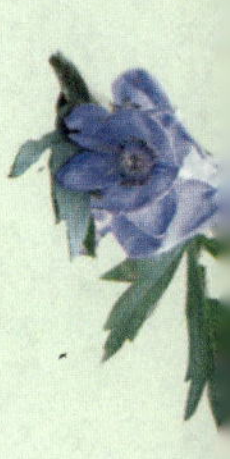

第2章

附子药用资源

一、形态特征

乌头属植物为多年生至一年生草本。根为多年生直根，或由2至数个块根形成，或为一年生直根。茎直立或缠绕。叶为单叶，互生，有时均基生，掌状分裂，少有不分裂。花序通常总状，花梗有2小苞片。花两性，两侧对称。萼片5，花瓣状，紫色、蓝色或黄色，上萼片1，船形、盔形或圆筒形，侧萼片2，近圆形，下萼片2，较小，近长圆形。花瓣2枚，有爪，瓣片通常有唇和距，通常在距的顶部、偶尔沿瓣片外缘生分泌组织。退化雄蕊通常不存在。雄蕊多数，花药椭圆球形，花丝有1纵脉，下部有翅。心皮3～5（～6～13），花柱短，胚珠多数成二列生于子房室的腹缝线上。蓇葖有脉网，宿存花柱短，种子四面体形，只沿棱生翅或同时在表面生横膜翅。

该属全世界约有350种，分布于北半球温带，主要分布于亚洲，其次在欧洲和北美洲。我国约有167种，除海南岛外，在我国台湾和大陆各省区都有分布，大多数分布于云南北部、四川西部和西藏东部的高山地带，其次在东北诸省也有不少种类。

乌头属植物含乌头碱等生物碱，多数种类的块根有剧毒，民间常用来制造箭毒以猎射野兽。在我国本属的种类中约有36种可供药用，中药中的川乌、草乌、附子、关白附等都是本属植物，块根有镇痉、镇痛、祛风湿和解热等作用。

附子为毛茛科植物乌头*Aconitum carmichaelii* Debx. 的子根加工品。乌头块根倒圆锥形，长2～4cm，粗1～1.6cm。茎高60～150（～200）cm，中部之上疏被反曲的短柔毛，等距离生叶，分枝。茎下部叶在开花时枯萎。茎中部叶有长柄；叶片薄革质或纸质，五角形，长6～11cm，宽9～15cm，基部浅心形三裂达或近基部，中央全裂片宽菱形，有时倒卵状菱形或菱形，急尖，有时短渐尖近羽状分裂，二回裂片约2对，斜三角形，生1～3枚牙齿，间或全缘，侧全裂片不等二深裂，表面疏被短伏毛，背面通常只沿脉疏被短柔毛；叶柄长1～2.5cm，疏被短柔毛。顶生总状花序长6～10（～25）cm；轴及花梗多少密被反曲而紧贴的短柔毛；下部苞片三裂，其他的狭卵形至披针形；花梗长1.5～3（～5.5）cm；小苞片生花梗中部或下部，长3～5（～10）mm，宽0.5～0.8（～2）mm；萼片蓝紫色，外面被短柔毛，上萼片高盔形，高2～2.6cm，自基部至喙长1.7～2.2cm，下缘稍凹，喙不明显，侧萼片长1.5～2cm；花瓣无毛，瓣片长约1.1cm，唇长约6mm，微凹，距长（1～）2～2.5mm，通常拳卷；雄蕊无毛或疏被短毛，花丝有2小齿或全缘；心皮3～5，子房疏或密被短柔毛，稀无毛。蓇葖果长1.5～1.8cm；种子长3～3.2mm，三棱形，只在二面密生横膜翅。9～10月开花（图 2－1～图 2－3）。

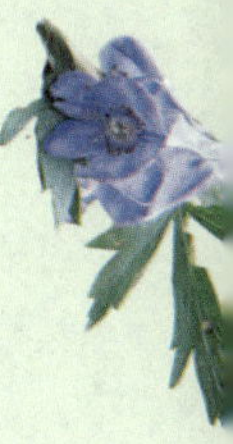

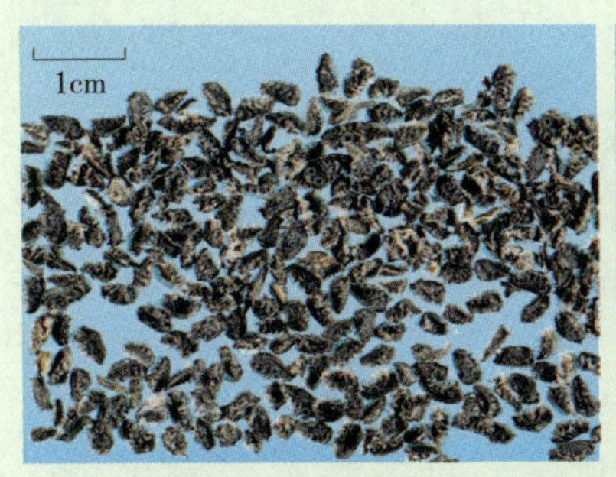

图2–1　乌头种子

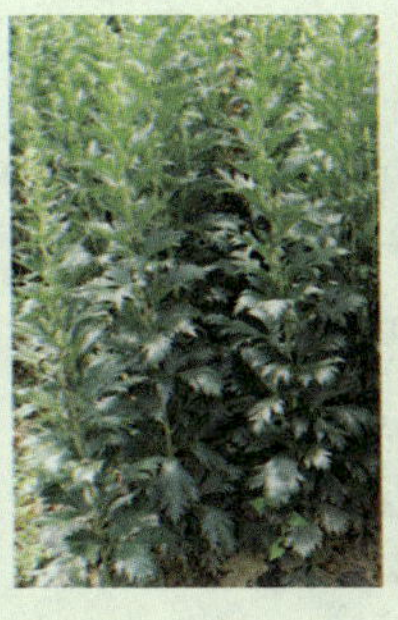
图2–2　乌头植株

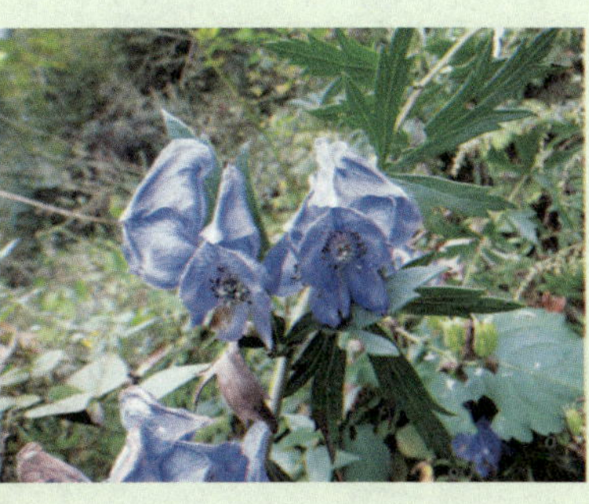
图2–3　乌头花

二、生物学特性

（一）生态习性

乌头是我国乌头属中分布最广的种，多分布于海拔700～2150m；在自然条件下，多生山地草坡、林缘或灌丛中。栽培乌头通常在2月发芽，在四川江油于夏至开始采收，不能开花结实；在山区种源繁育地植株于9～10月植物开花结实；至冬季植株枯萎。附子适应性强，对气候条件要求不严，具有耐寒与耐阴湿的特点，在年降雨为861.4～1419mm、年均气温为13.7～16.3℃及年均日照903.1～1499.7小时的平坝与盆地边缘的浅丘地带栽培（图2-4）。

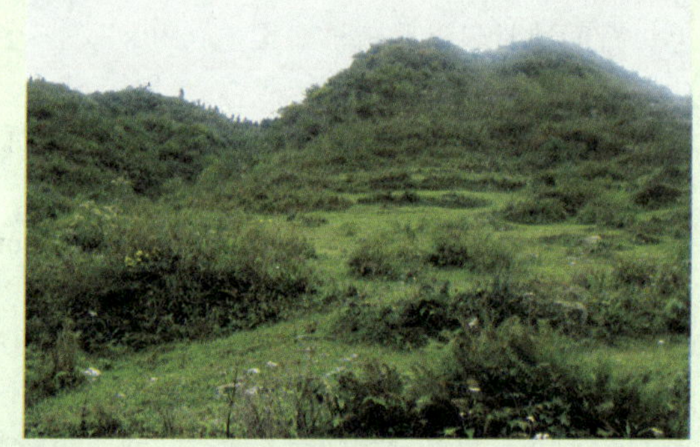

图2-4　乌头的生态环境

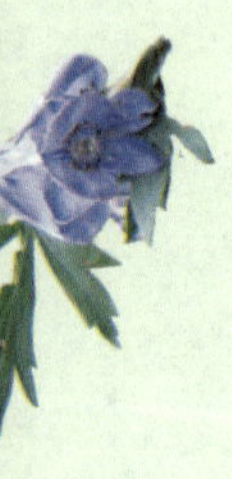

（二）生长发育规律

1. 野生附子

野生状态下，附子采用有性繁殖和无性繁殖两种方式进行繁衍。乌头的种子在秋季脱落时，胚尚在心形胚或鱼雷形胚早期。低温湿润下，大约3个月完全长成。种子出土萌发，但仅子叶顶着种皮出土，幼苗茎端一直位于地表之下、形成短缩的地下茎，与增粗肥大的根以下胚轴一起休眠越冬。第二年幼苗抽出地上茎，同时，上一年已形成的基生叶腋芽产生不定根，并膨大成为附子。附子将于第二年形成地上茎，成为乌头植株，而其上的腋芽又形成新的附子，如此不断循环。第二年3月，在附子上腋芽第一节下方远轴一侧的部分细胞分化，形成不定根原基。腋芽第一节间横向伸出成为连接母株的“桥”。随着不定根上部韧皮部薄壁组织细胞的增生，此根不断增粗，变成了新的附子，6～7月达到最大。这种附子的顶芽则是在7～8月后才迅速发育，直到秋冬休眠，第三年春再发展成为新的植株。因此，附子实际上是一个具有膨大不定根的更新芽，连接母株的“桥”则是腋芽第一节间所形成的一种特殊地下茎。

2. 栽培附子

栽培条件下，附子采用块根无性繁殖方式。人工种植一般在11～12月栽种，传统道地产区四川江油由于海拔低、温度高、湿度大，夏至后附子会逐渐腐烂。因此，江油产区种源通常在每年11月左右到周边山区如青川、安县、北川、平武，甚至较远的布拖购买种根。买回种根后栽种，翌年2月出苗，3月齐苗，夏至后采收附子，整个生育期7～8个月。目前附子产区广，由于各产区间气候差异，附子生育期不尽相同。在陕西，附子多在8月中下旬至9月上旬采收附子和川乌药材，陕西的附子在夏季能在地里生长发育并开花结果，因此多在地里留种，至霜降后挖附子种根栽培，第二年2～3月间出苗，生长至8月中下旬采收，整个生长发育期约10个月。云南产区海拔高，但纬度低，生长发育情况类似陕西。

三、良种选育

附子长期采用无性繁殖，农户自繁自种、无序换种等行为极为普遍，从而引起附子种质退化，抗病性差、产量下降。

四川省中医药科学院选育出4个附子优良品种。中附1号，审定编号：川审药2009 001，平均亩产鲜附子641.08kg，比对照平均增产24.67%。中附2号，审定编号：川审药2009 002，平均亩产鲜附子623.59kg，比对照平均增产21.27%。中附3号，审定编号：川审药2014 004，平均亩产干附子279.56kg，比对照平均增产19.24%。中附4号，审定编号：川审药2016 005，平均亩产干附子306.50kg，比对照平均增产10.71%。

四、地理分布

乌头是我国乌头属中分布最广的种，被我国劳动人民利用的历史也较悠久，《神农本草经》中将乌头列为下品。野生附子在我国分布于云南东部、四川、湖北、贵州、湖南、广西北部、广东北部、江西、浙江、江苏、安徽、陕西南部、河南南部、山东东部、辽宁南部。在四川西部、陕西南部及湖北西部一带分布于海拔850～2150m，在湖南及江西分布于700～900m，在沿海诸省分布于100～500m。

市售附子药材全部为栽培资源，由于附子良好的经济价值和治疗作用，近年来各地大规模种植，以前规模最大的江油的种植面积已不如云南和陕西的种植面积，但江油以其加工和附子优良的质量闻名。在云南，附子主要栽培地有玉龙、永胜、宁蒗、宾川、云龙、香格里拉、维西；陕西主要栽培地有南郑、勉县、宁强、城固、洋县；四川主要栽培地有江油、安县、北川、青川、平武、布拖等地。附子在江油有1300多年的种植历史，历史上江油均为附子的最大产区，也是公认的道地产区。但目前栽培附子以云南的量最大，已远超江油。陕西产地有300余年的种植历史，目前种植面积也较大。

五、生态适宜区与适宜种植区

对附子种植影响较大的环境因素有海拔高度、平均气温、最热月均温、年均降水量、年均日照时数、土壤类型等。肖小河等建立了四川乌头和附子5个生态气候要素的隶属函数模型，将四川划分为3个乌头不同适宜区（最适宜区、适宜区、不适宜区）和4个附子不同适宜区（最适宜区、适宜区、较不适宜区、最不适宜区）。认为青川、平武、安县和布拖等地为乌头培育基地，提供栽培附子的繁殖材料；江油、绵阳、德阳和成都等地为附子生产基地；安县、江油、平武、北川、青川和广元等地可以就地自留自种，发展为乌头和附子的生产基地。

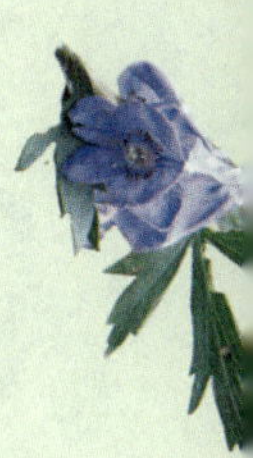

附子的适应能力强，种植区域广，最适宜的种植区有四川江油、安县、布拖，云南玉龙、宁蒗，陕西南郑、城固。

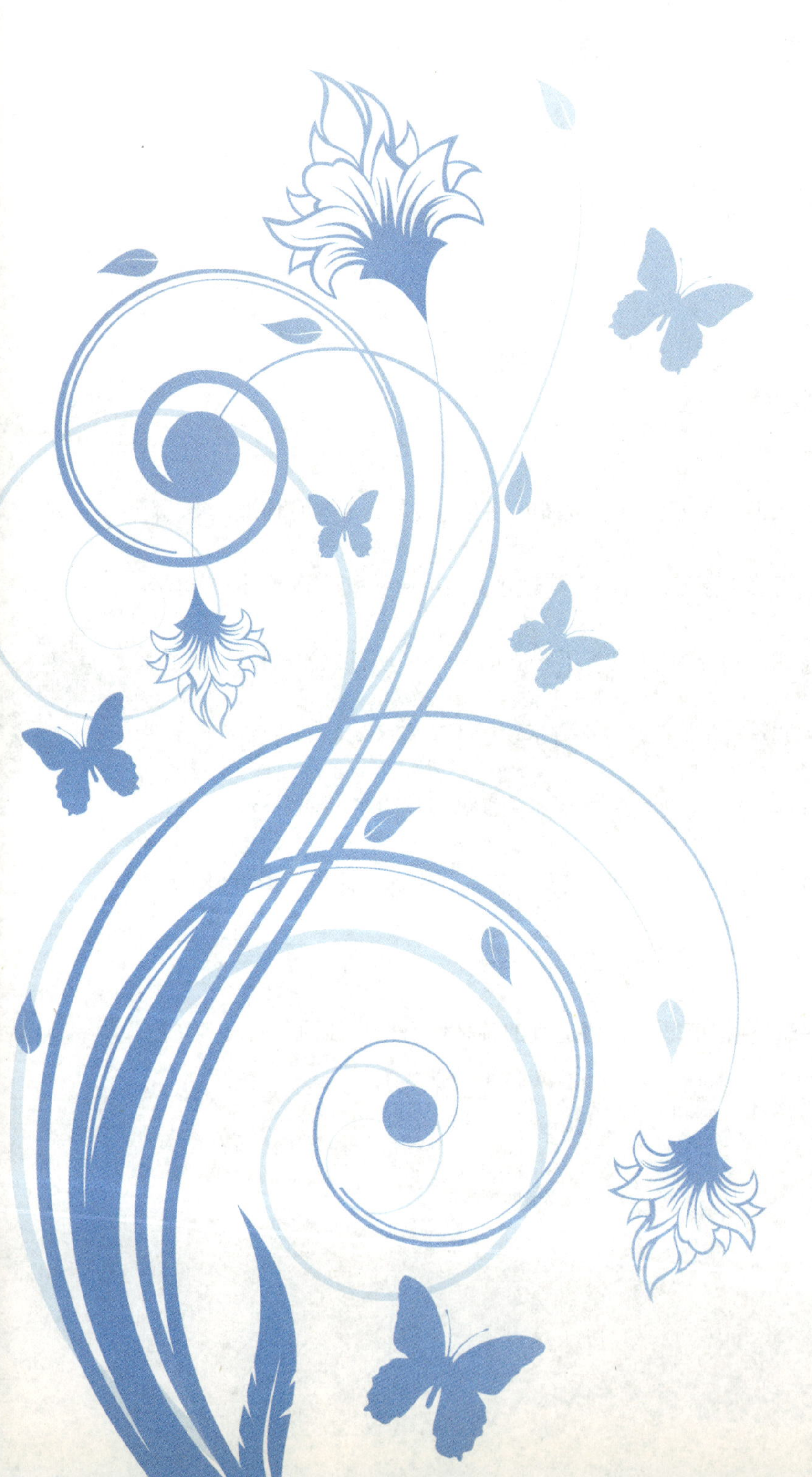

第3章

附子栽培技术

一、种子种苗繁育

栽培附子全部采用无性繁殖，繁殖材料为附子子根，道地产区四川江油不生产附子种苗，均在周边的山区如青川、平武、安县等地购买种根，云南、陕西的种根多为本地留种后栽种（图3-1）。

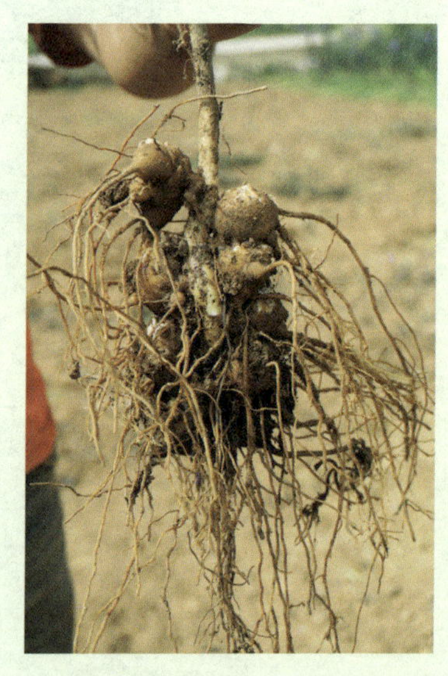
图3-1　附子种根

1. 选地

①环境质量：空气符合国家《环境空气质量标准》（GB 3095—1996）、土壤符合国家《土壤环境质量标准》（GB 15618—1995）、灌溉水符合国家《农田灌溉水质量标准》（GB 5084—2005）。②海拔：种根繁育地应选择在海拔1000～1500m的阳山地。③地块：选择地势向阳、排水良好的熟地或生荒地，土层深厚、富含有机质的壤土或砂壤土。④轮作：种根地应实行轮作，要求每两年轮作一次。

2. 整地作厢

栽种前15天左右，在选好的种根繁育地上，除尽地上杂草。连作的土地，每亩可用草木灰3.5kg，撒土面，再犁3次、耙3次，作高30cm、宽40～50cm的畦，畦间开宽25cm的沟，土地四周挖好排水沟，沟深15～20cm。每亩用干牛粪1500kg作为基肥，拌匀，翻入畦面。

3. 栽种

（1）种根分级与选择　①植物检疫：种根采收后请当地植物检疫部门到种根基地检疫，检疫合格后，开具植物检疫证。②种根分级：种根采挖后，除去须根并按大、中、小分为三级，最大的Ⅰ级可以做药材卖，也可以留山区作乌头种；中等大的Ⅱ级运坝区作附子种；最小的Ⅲ级块根留山区作乌头原种。③种根选择：选倒卵形、个圆、中等大小、色泽新鲜、芽口紧包、无病虫的健壮块根。而无根毛，或根毛少而短，毛上长有根瘤菌的，块根上有病菌、黑斑、霉烂、缺芽的块根不能做种。

（2）栽种密度及栽种规格　不同等级种根按相应的种植密度栽种。Ⅰ级种根株距17cm，穴深12～15cm，每畦2行，交错排列，每穴栽1个，亩栽1万～1.2万个；Ⅲ级种根株距13cm，穴深7～10cm，每畦3行，每穴栽1个，亩栽2万～2.3万个。栽种时在行间多栽10%～15%的种根，以作补苗之用。栽后覆土9cm厚，成鱼背形以利于排水。Ⅰ级种根每亩用种根120～210kg。Ⅲ级种根每亩用种根130～240kg。

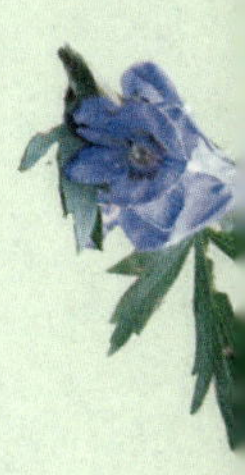

（3）栽种时间　11月上旬开始采挖，一周左右采完。作乌头原种的块根可于采挖后立即栽种；也可放在背风阴凉的地方摊开（厚约6cm）晾7～15天，使皮层水分稍干一些就可栽种；也可根据具体情况于4℃左右编织袋低温储藏最多60天后栽种。栽种时要避开雨、雪天。

（4）栽种方法　种根栽种前用多菌灵800～1000倍液浸种30分钟。按照密度要求在整好的厢上打穴，每穴放1个种根，栽种时种根芽眼朝上，不可倒置。栽好后，每穴浇适量腐熟清粪水后盖土。

4. 田间管理

（1）补苗　①时间：第二年早春苗出齐后。②方法：取健苗带土补栽，压实，浇清水以利成活。

（2）套种　4月上旬于畦面按40cm株距点播玉米，每穴留苗2～3株，以利遮阴。

（3）中耕除草　采用人工除草，禁用除草剂。苗期经常除草，以保证幼苗生长；苗高30cm封行后，可根据具体情况除草。

5. 灌溉及排水

（1）灌溉　①时间：久晴无雨，表土干燥现白；植株顶部叶片出现轻度萎蔫症状时需灌溉。②方法：清晨或傍晚（不能在中午高温时进行）从水沟引水浇灌或担水浇灌。

（2）排水　①时间：中雨后、大雨后，厢沟、边沟有积水时需排水。② 方法：雨后及时疏通厢沟和边沟，排出积水。

6. 施肥

①第一次施肥：栽种时每亩施清粪水1500kg，施肥后盖土。②第二次施肥：早春时，每亩施清粪水1500kg，促进出苗。③第三次施肥：4月下旬至5月初拔草，结合追肥，每亩施人畜粪水1500kg，并清理畦沟、培土。

7. 种根病虫害防治

种根病虫害防治，贯彻“预防为主，综合防治”的原则，农业措施防治和化学防治相结合，做好病虫害预测预报，禁止使用国家禁用农药，原则上尽量使用生物源农药，不施或少施化学农药。农业防治的方法主要有：①实行轮作，切忌重茬。②用无病、虫种根做种，栽种前注意淘汰带病、带虫种根。③整地时，适度深翻晾晒，雨后及时排水，降低田间湿度。④病害发生后立即拔除病株，集中销毁，以防蔓延。而化学农药的使用应针对不同病虫害种类，做到对症适时用药，以降低用药次数和用药剂量。

（1）白绢病　①防治时间：5～8月。②防治指标：白绢病主要为害附子茎与母根交界的部位，多发生于夏季高温多雨季节。发病初期叶片萎蔫下垂，严重时地上部分倒伏，叶子青枯，但茎不折断，母根仍与茎连在一起。病株达到2%以上时防治。③防治方法：选无病乌头作种；轮作；不用化肥；发病初期，将病株和病土挖起深埋，并用5%石灰或50%多菌灵可湿性粉剂1000倍淋灌病株附近的健壮植株，防止蔓延。

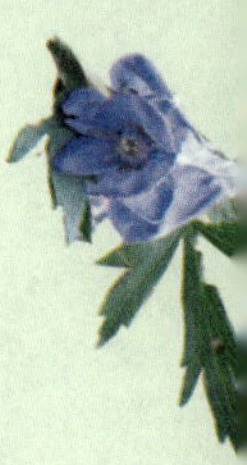

（2）霜霉病　①防治时间：3～5月。②防治指标：霜霉病是苗期较为普遍而又严重的病害。幼苗期，病株须根不发达，叶片直立向上伸长，且狭小卷曲，呈灰白浅绿色，叶背产生紫褐色霉层。发病后，全株逐渐枯死，产区叫“灰苗”。成株受害顶部叶变白，叶片卷缩，呈暗红色或黑色焦枯，茎秆破裂而死，产区叫“白尖”。病株达到2%以上时防治。③防治方法：及时拔除病苗，用1∶1∶200波尔多液喷洒。也可用50%多菌灵可湿性粉剂500～800倍液喷雾防治。

（3）萎蔫病　①防治时间：4月上中旬。②防治指标：茎秆上有黑褐色的条纹，麻叶，叶脉呈黑色油状条纹，叶子变黄死亡，横切块根亦可见黑色一圈。病株达到2%以上时防治。③防治方法：萎蔫病为土壤传染病害，病害由块根伤口浸入维管

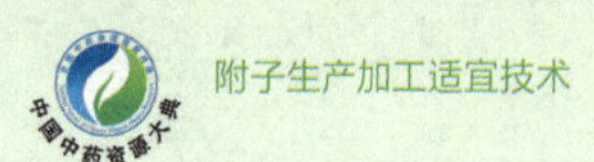

束，再浸入到下一代种根上。采种、运输、栽种时注意勿伤种根；发现病株立即拔除。

（4）根腐病 ①防治时间：4～7月。②防治指标：上部植株蔫萎，叶片下垂，严重时病株死亡。病株达到2%以上时防治。③防治方法：用50%退菌特可湿性粉剂0.5kg兑水300kg加石灰15kg淋灌，亦可按比例兑在粪水中施用或用50%多菌灵可湿性粉剂1000倍液淋灌。

（5）白粉病 ①防治时间：5～9月。②防治指标：叶片先扭曲向上，叶背产生褐色斑块，椭圆形，逐渐焦枯。病菌在病残植株上越冬，次年病菌萌发产生白粉，随风蔓延，天旱时特别严重。病株达到2%以上时防治。③防治方法：发病初期可用波美0.3度石硫合剂喷射，每7～10天1次，连续3次。

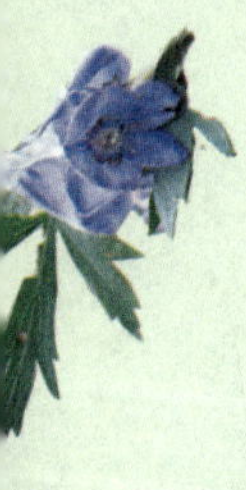

（6）根结线虫 ①防治时间：5、6、7月。②防治指标：受病植株纤弱，种根个小，须根上结成瘤状物。达到5%时防治。③防治方法：忌连作，选无病地栽种或进行土壤消毒，选用无病种根作种。

（7）蛀心虫 ①防治时间：4、5、6月。②防治指标：蛀心虫危害茎秆，咬坏组织，致使植株上部逐渐蔫萎下垂，称为“勾头”。严重时植株枯死。虫株率达5%时防治。③防治方法：收挖乌头时，集中茎秆烧毁；及时摘除“勾头”，集中沤肥；用90%晶体敌百虫1000倍液喷杀；用黑光灯诱杀成虫。

8. 种根采收

①种根采收时间：霜降后15天内为适宜采收期。选择阴天或晴天采收。②采收

的方法：挖起全株，掰下单个块根。剪去过长须根，保留2-3厘米左右，剔除焦巴、水漩及缺芽种根。

二、栽培技术（四川江油）

附子产地广，生态环境差异巨大，在云南和陕西等非道地产区由于栽培历史不长，栽培方式较简单，四川江油栽培历史长，以下主要论述四川江油的栽培技术。

1. 产地环境

附子大田栽培适宜海拔450～600m，种苗培育适宜海拔1000～2000m；年均气温15～16℃；年降雨量1000～1200mm；土层深厚、疏松、肥沃、排水良好又有灌溉条件的绵砂、细砂土壤。此外，土壤质量应符合GB 15618二级标准；灌溉水质量应符合GB 5084标准；空气质量应符合GB 3095二级标准。

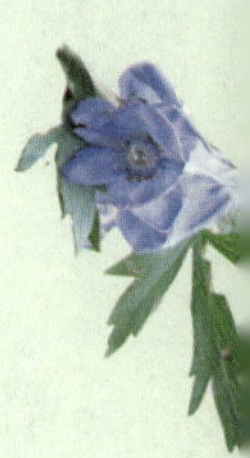

2. 选地整地

应选地势向阳、排水良好的熟地，土层深厚、富含有机质的壤土或砂壤土，海拔500m左右。栽种前1～2个月，除尽地上杂草，保持整田淹水状态一周左右，反复2～3次，放水晾干。栽种前10～20天，根据土壤肥力情况，每亩用腐熟厩肥1500～3000kg、油枯100～150kg、复合肥30～50kg、磷肥50～100kg混合配制，分次均匀撒于土内，随即拖拉机深翻30～40cm，反复耙细，使肥料充分与土壤混匀。不要用牛粪，以减少蛴螬危害。耙地时使出水口低于入水口，以利排水和灌溉。严禁粗糙整地。栽种前牵绳踩畦，开厢宽70cm、沟宽20cm、沟深20cm。厢面中央稍低，以利施肥管理，还应注意厢面朝向，以利通风及光照。

3. 栽培

（1）选种　附子传统采用高山繁种、坝区栽培的生产方式。在高海拔地区建立育种、育苗基地，选择生长健壮、种根大小适中、均一的种根作播种材料，种根大小以百粒重1100～1500g为最佳。除去霉烂、缺芽、无底根以及伤痕的种根，堆放在阴凉干燥处，及时栽种。

（2）栽植方法　立冬前后至冬至前栽种。栽种前用50%多菌灵可湿性粉剂800倍液浸种5分钟。在整好的厢上双行错穴，行距24cm，株距12～15cm，穴深14cm，每穴栽1个，芽头向上，绊朝向沟心。每亩用种1万～1.3万个。栽种时在稍小种根旁的行间空隙处多栽10%～15%的种根，以作补苗之用。栽后埋沟覆土5～10cm，成鱼背形以利于排水（图3-2、图3-3）。

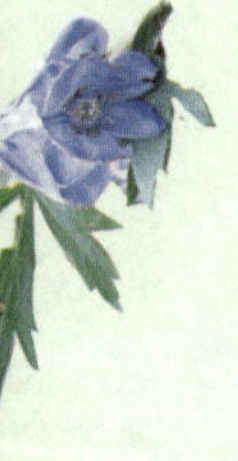

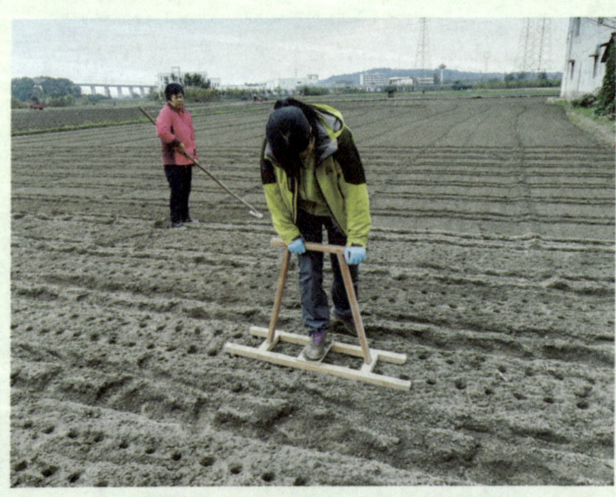

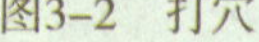

图3-2　打穴

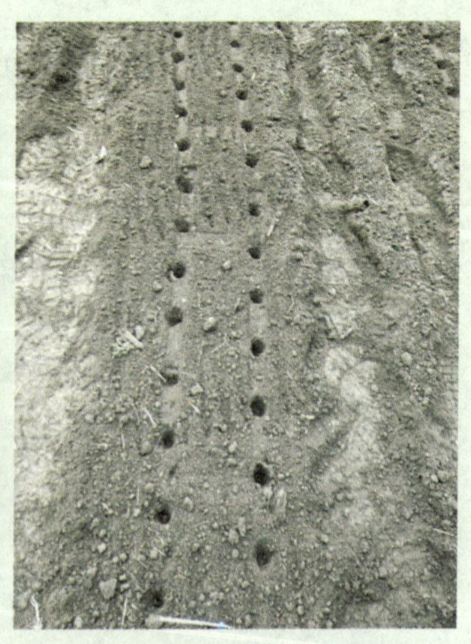

图3-3　双行错穴

（3）轮作　前作物有水稻、玉米等，以水稻最好，轮作周期要求2～3年。

（4）套种玉米　栽种附子后可以套种蔬菜，于次年3月上中旬收获。4月底至5月初，将提前育好的玉米苗栽种于沟两侧的厢面上，株距70cm，错穴种植，每隔一沟种植两行。按玉米常规栽培管理方法进行管理（图3-4）。

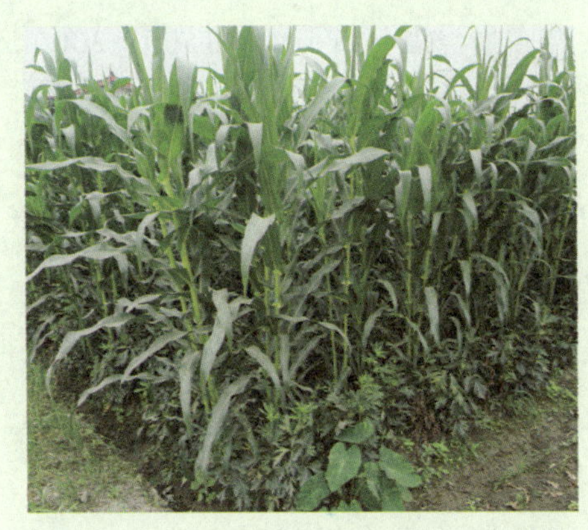

图3-4　套种玉米

4. 田间管理

（1）耧厢、清沟、补苗　在幼苗出土前（立春前后），用竹耙将厢上的大土块耙入沟内，用锄头整细后再培于厢面（即耧厢），同时用锄头将沟底铲平，以免积水（即清沟）。在3月上中旬幼苗全部出土后，拔除病株及其周围带病泥土并烧毁，用备用苗带土移栽，补齐缺株（图3-5）。

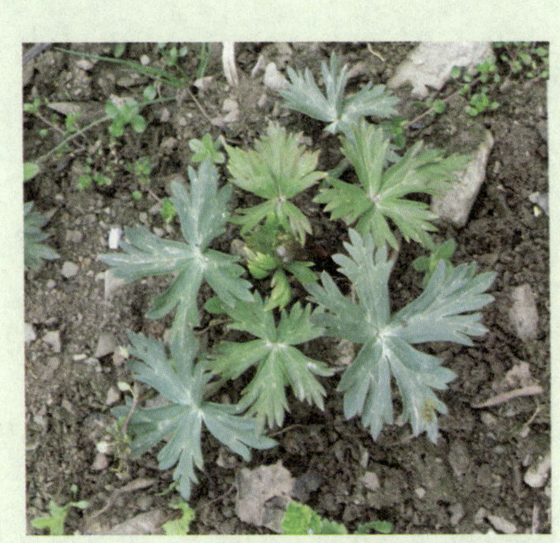

图3-5　附子幼苗

（2）除草　不定期人工除草，注意不要伤及幼苗及根系。

（3）追肥　①第一次施肥：早春时，拔去厢面杂草，及时补苗后进行。每亩施油枯75kg左右，速溶复合肥40kg，混合施于厢面上两行中间的株间空隙处，结

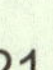

合穴边浇灌每亩清粪水1500～2000kg，促进出苗。②第二次施肥：4月下旬至5月初，立夏前后，在第二次修根留绊后拔草结合追肥，每亩穴边浇灌人畜粪水1000～2000kg。底肥充足的情况下，如果苗子长势较壮，可适当少施或不施。每次追肥后要进行清沟和整理厢面，使厢面保持瓦背形。严禁使用未经腐熟的人畜粪尿。施肥前应根据附子生长情况决定肥料浓度和使用量，尤其高温高湿季节，严禁大肥大水，以免烧根。

（4）水分管理　灌溉次数根据当地气候、土壤情况而定。一般在幼苗出土后至5月上旬前，如发生春旱或土壤干燥时每15天灌溉水一次，经常保持土壤润浸。特别是修根后遇干旱，应及时灌水。灌水切不可淹至厢面，可于傍晚淹水至半沟。灌水或大雨后，要检查田间，如有积水应立即排出。6月以后天气炎热应停止灌溉，并随时注意排出积水（图3-6）。

（5）修根留绊　全生育期进行两次。第一次在清明前后，苗高16～20cm时，横摘植株上最基部的3～4片脚叶，用附子铲把植株附近的泥土扒开，现出母块根及周围结的小附子，用手指将茎基上的小附子及其芽苞全部摘除，只保留大的1～2个（即留绊）。一个月后进行第二次修根，削去新生的小绊和绊上的须根。少数特别壮的苗子可以保留较大的附子2～3个。修根时不能摇动植株，刨土不宜过深，避免伤及母根。修完一株后将下一株根部周围的土壤培在前一株已修完的植株根部，依次进行，修根后厢面应保持龟背形，以利排水（图3-7）。

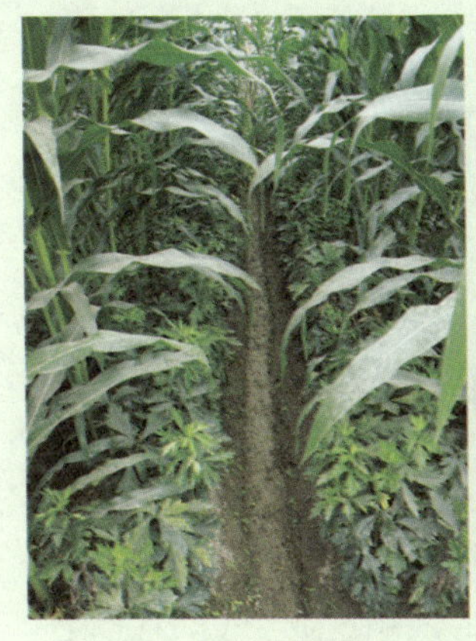
图3-6　排水沟

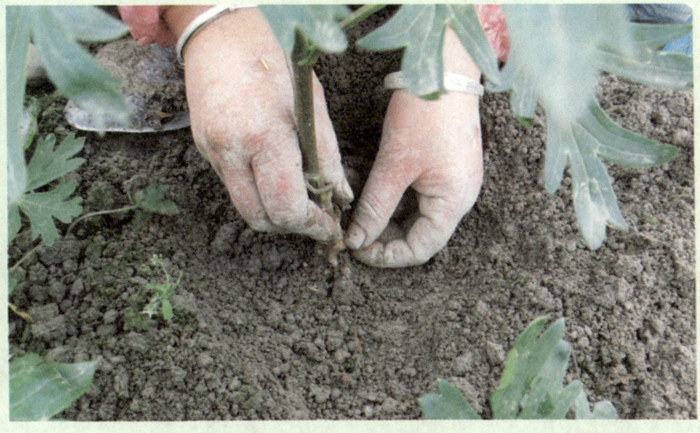
图3-7　修根留绊

（6）去顶、摘芽　①去顶：植株高35～45cm，留存叶片8～10片时去掉顶芽。②摘芽：及时摘除顶端以下的全部腋芽。去顶、摘芽时应首先摘除病虫危害的顶芽和腋芽。

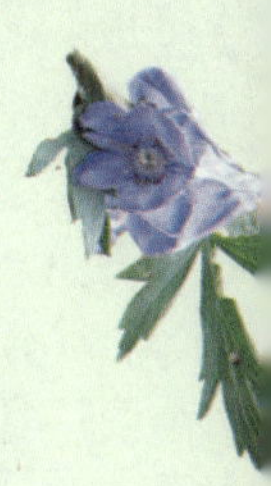

三、常见病虫害防治技术

（一）病害

1. 霜霉病（灰苗、白尖）（*Peronospora aconiti* Yu）

（1）症状　为附子苗期病害。发病初期，叶子先端扭曲，并出现灰白色，习称“白尖”，继而全株发病。逐步萎蔫死亡。

（2）发病规律　4月初开始侵入植株，5月开始发病，出现灰苗和逐步死亡。

（3）防治方法　重在预防，发病前采用“42%田秀才杀菌一号”1000倍液或1∶200波尔多液进行喷雾预防。发病后，首先摘除发病叶片，然后交替喷雾“田秀才杀菌一号”或1：1：200波尔多液，连续3～5次，间隔7～10天。如病株出现萎蔫，要将植株连根拔起，烧掉。同时对坑内施放石灰杀菌，防止病菌蔓延。

2. 白绢病（*Sclerotium rolfsii* Sacc.）

（1）症状　多发生于夏季高温多雨季节，主要为害附子茎与母根交界的部位，土面可见白色丝状菌丝和菜籽状菌核。感病后基部叶片变黄，块根逐渐腐烂，呈褐色水渍状病斑，后加重腐烂，长出白色绢状物，最后地上部分倒伏。

（2）发病规律　4月底开始侵入植株，5月上旬至6月底随时可见发病。

（3）防治方法　选用与水稻、玉米轮作5～6年以上的土地；用“42%田秀才杀菌一号”1000倍液或50%多菌灵500倍液浸种30～60分钟；栽种后5月上旬至6月底每7天检查一次，发现病株后立即拔除深埋，撒石灰消毒病穴。同时将病株周围的邻株用50%多菌灵500倍液或“42%田秀才杀菌一号”1000倍液灌穴；用哈茨木霉拌细土100倍，在附子2次修根或耧厢时撒于周围。

3. 叶斑病（麻叶）（*Septoria aconite* Bacc.）

（1）症状　先出现于植株基部叶片，后蔓延至全株。初期在叶片背面出现灰色斑点，继而整个叶片出现灰褐色大小圆形病斑，最后造成叶片及植株萎蔫，死亡。

（2）发病规律　4月初开始侵入，4月中旬至5月底为危害高峰。

（3）防治方法　发病初期用“42%田秀才杀菌一号”1000倍液喷雾，每周1次，连续3～5次；用70%甲基托布津可湿性粉剂1000倍液喷洒，每10～15天1次；用

1：1：150波尔多液每10～15天喷雾1次。

4. 白粉病（*Erysiphe ranunculi* Grey）

（1）症状　发生于叶片表面，在嫩叶的表面出现灰白色粉状物，后蔓延至茎秆及下部叶片，使叶片扭曲，叶背面产生褐色斑块，逐渐焦枯。最后病叶两面布满白粉，出现小黑点，植株死亡。

（2）发病规律　5月底至6月发生。

（3）防治方法　发病初期用庆丰霉素60～80单位或80%甲基托布津可湿性粉剂800～1000倍液喷洒；用波美0.3度石硫合剂、福美硫磺等药剂喷洒，每7～10天1次，连续3次；用25%粉锈宁可湿性粉剂2000倍液喷雾，连续数次进行防治。

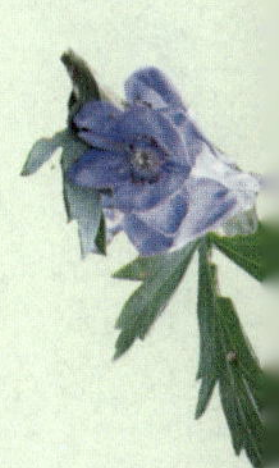

（二）虫害

1. 乌头翠雀蚜（*Delphinibium aconite* Ven der Goot）

（1）危害症状　成虫或若虫集中在植株顶端嫩芽上危害，使幼芽变形，皱缩，从而影响植株生长。

（2）发生规律　发生于5～6月，天旱时较严重。

（3）防治方法　发生时选择晴天中午采用25%乐果乳剂1000倍液喷杀，连续2～3次。

2. 大造桥虫（*Ascotis selenaria* Schiffermuller et Denis）

（1）危害症状　吞噬幼嫩叶片及茎的幼嫩部分，影响植株发育。

（2）发生规律　幼虫发生于4月，但数量不是很多。

（3）防治方法　出现时人工捕杀幼虫。如较多时，采用25%乐果乳剂1000倍液喷杀。

四、采收与产地加工技术

1. 采收

江油附子在栽种后第二年夏至至7月上旬采挖完，陕西附子在8月下旬至9月上旬采挖完。云南、四川布拖等高海拔地区在10月下旬至11月上旬采挖。采收时，挖出全株，摘下乌头的子根，除去泥土、须根，即为泥附子，再按大小分开，运回加工（图3-8、图3-9）。

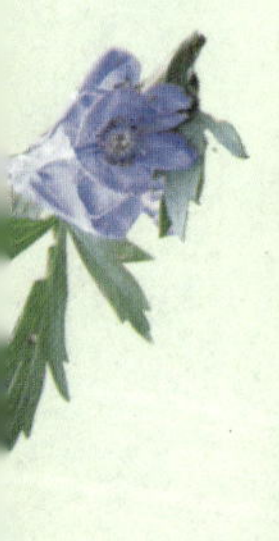

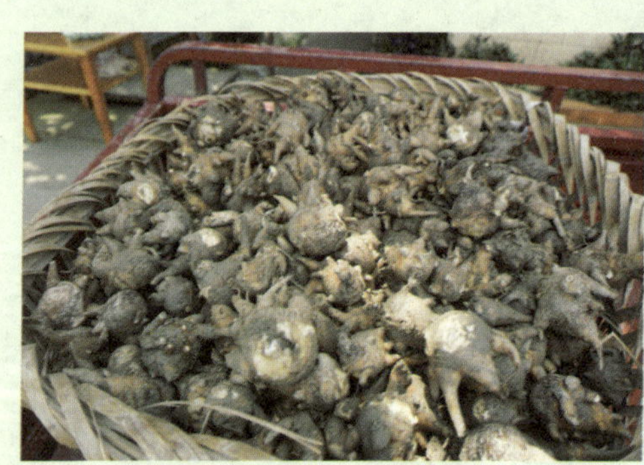

图3-8　采收

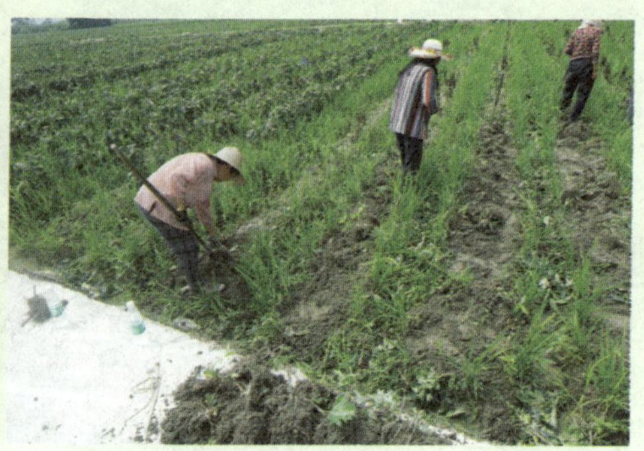

图3-9　泥附子

2. 加工

药材采收后，绝大多数尚呈鲜品，若不及时加工处理很容易引起霉烂变质，药用的附子含有多种乌头碱（主要为乌头碱、中乌头碱、次乌头碱），有剧毒，故临床上应用时必须对附子进行加工炮制，使毒性生物碱水解，降低毒性后再用。目前全国附子集中在四川江油进行加工，一般在采收24小时内放入胆水（制食盐的副产品，主要成分为氯化镁）内浸泡，以防腐烂，并消除毒性。然后经浸泡、切片、煮蒸等加工过程，制成各种不同规格的附子产品，如白附片、黑顺片、盐附子等。大的附子，一般加工成白附片和盐附子等供药用。栽培的母根个别地区作草乌或川乌入药（图3-10）。

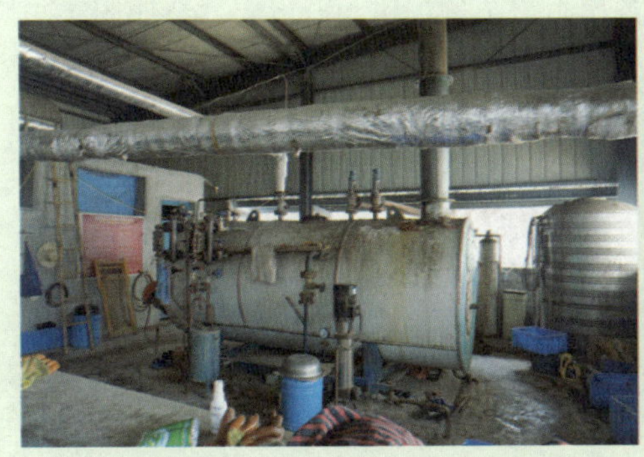
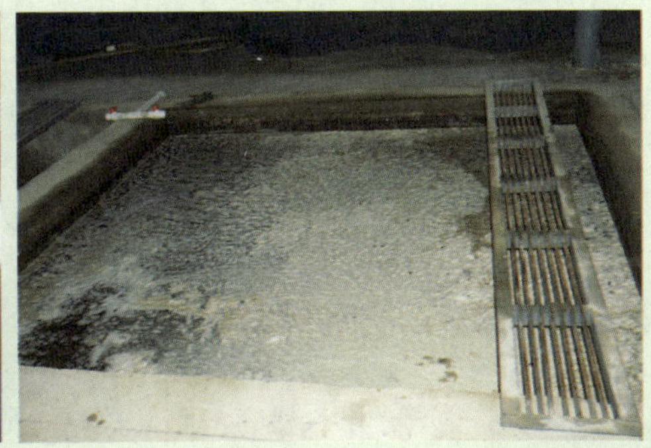

图3-10　胆水浸泡池

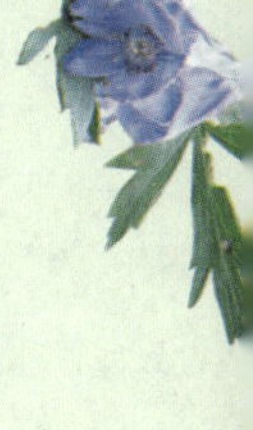

（1）白附片的加工　白附片又称白片或天雄片，是用较大或中等大的泥附子作原料制成的。加工工艺流程为：洗泥⟶泡胆⟶煮附子⟶浸水⟶剥皮⟶切片⟶水漂⟶蒸片⟶晒片等（图3-11）。

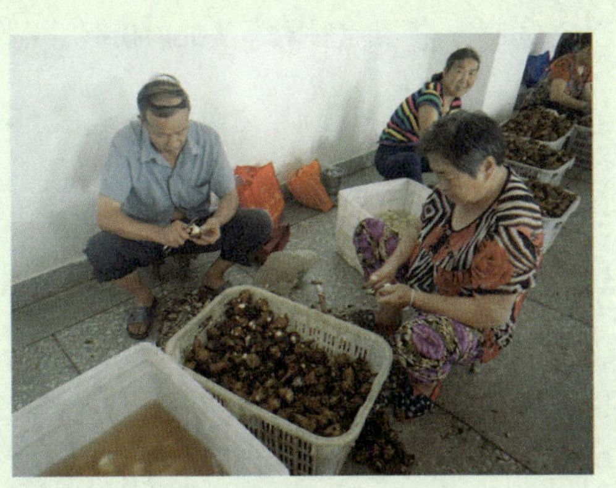

图3-11　白附片加工

洗泥：将泥附子上的泥土冲洗干净，并去掉须根。

泡胆：每100g附子，用胆水45kg，加清水25kg，盛入缸内。然后将洗好的泥附子沥净水，马上浸入胆水，浸泡5天以上，在浸泡过程中每天要将附子上下翻动一次。浸至附子外皮色泽黄亮、体呈松软状即可。浸泡时间过长，附子表皮变硬。附子露出水面时，必须及时增加“老水”（即浸泡过附子的胆水），无“老水”可增加胆水。“老水”可留作煮附子用，但不能流到下一年再浸泡附子，否则容易发生“烂片”或者使附片变成灰黑色至黑色，不能用药。泡后的附子称“胆附子”。

煮附子：先将“老水”在锅内煮沸，再将胆附子倒入锅内，以水淹过胆附子为度。附子加入后，再继续将锅水烧开。使用鼓风机炉灶煮附子，连续煮15分钟即可；不要鼓风机，则需连续煮20分钟。煮时火力要旺而均匀，中途上下翻动1次，以防生熟不匀。煮附子煮到内无白心、尾部发软为标准。

浸水：煮毕，捞入盛有清水和浸泡过附子的胆水各半的缸中，再浸泡1天，称为“冰附子”。冰附子的水再与清水混合，又可冰下次的附子。

剥皮：将冰附子从缸内捞起，剥去外层黑褐色的根皮，用清水和已漂过附片的水各半的混合水浸泡1夜，中途应搅动1次。

切片：将浸泡后附子从缸内捞起，逐个纵切（即顺切，故名“白顺片”），切成2～3mm的薄片。一般每个附子可切4～6片。

水漂：切好后的附片，马上投入清水缸中浸泡。一般浸泡48小时。伏天气温高，浸漂时间不可过长，否则容易腐烂。为了防止发热，必须在阴凉处浸漂。宜用井水，不宜用晒热的河水，同时还需每天换水2～3次，并使缸里水面高出附子30cm以上。水漂要求应达到缸内水清无沫，附片白，用舌舔附片无麻辣、无咸味。漂片目的为漂净胆巴和部分有毒成分，但浸漂时间不能超过2天。操作必须认真。水漂过后即可蒸片。

蒸片：蒸片和前述煮附子主要是为了破坏乌头碱，减低毒性。将浸泡好的附片捞出，放入蒸笼内，圆汽后（蒸汽上顶后），再蒸1小时为合适。

晒片：将已蒸好的附片倒在晒席上，利用日光曝晒。晒时要使附片铺放均匀，不能有重叠。晒至附片表面水分散失，片张卷角时，即可收起，在密闭条件下用硫黄熏至附片发白为度，再倒在晒席上直至全干，即成为色泽白亮的成品——白附片。

（2）黑顺片的加工　又称顺片、黑片、顺黑片，是用小泥附子为原料加工而成的。工艺为：洗泥→泡胆→煮附子→浸水→切片→水漂→染糖色→蒸片→干燥等步骤。

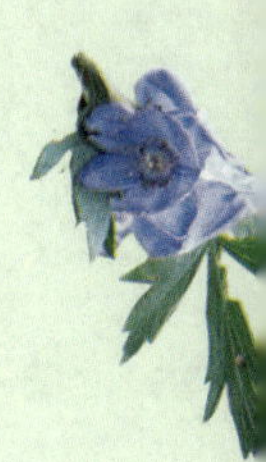

洗泥、泡胆、煮附子、浸水工艺同“白附片的加工”。

切片：加工黑顺片不经剥皮工艺，直接取冰附子，用刀顺切成厚4～5mm的薄片。

水漂工艺同“白附片的加工”。

染糖色：传统加工黑顺片要用红糖汁染色，一般50kg漂好的附片用红糖0.25kg。红糖汁染色剂的制作：小铁锅内先加少许食油，烧热，放入红糖烧烊，炒至黑褐色，挑起来丝即可。随后根据炒前红糖的重量加2倍的清水使炒糖溶化，再加入6倍的胆水原液，搅匀即得糖汁染色剂。染色时，按每50kg附片用红糖0.25kg的比例，加清水使糖汁染色剂稀释，加水量以糖液能浸没附片为准。一般经糖液浸泡12小时（冬天可适当延长时间），附片被染成茶色，即可捞起进行蒸片。红糖主要是为了染色，与药品质量无关。

蒸片：蒸片和前述煮附子主要是为了破坏乌头碱，减低毒性。将浸泡好的附片捞出，放入蒸笼内，圆汽后（蒸汽上顶后），再蒸1小时为合适。一般蒸11～12小时，待附片上有油面即可取出烘干。蒸制过程中温度要均衡，不能忽高忽低，这样才能保证蒸出的附片有光泽、有油面，质量好。

干燥：蒸好的附片放在席子上，用木炭火烘烤。烤时要不断地翻动附片，防止将附片烤焦或起泡。烘至半干时，将附片按大小分别摆好，烘至八成干时，晴天将附片晒干，雨天将附片叠放在炕上，用低温烘烤至全干，即成黑顺片（图3-12）。

（3）盐附子　是用大泥附子为原料加工而成的，将大附子浸泡在胆巴、食盐水溶液中，经过浸、澄、晒、热浸等过程，使附子被盐浸透至表面有盐结晶为止（图3-13）。

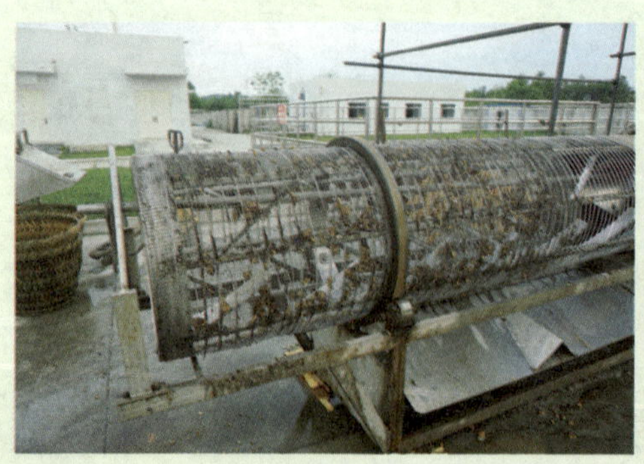

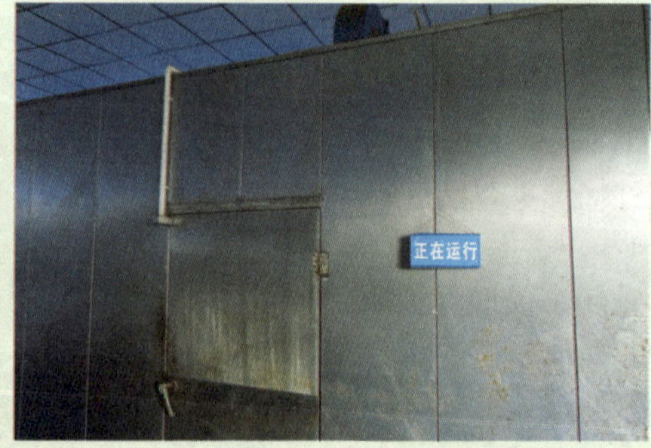

图3-12　烘房

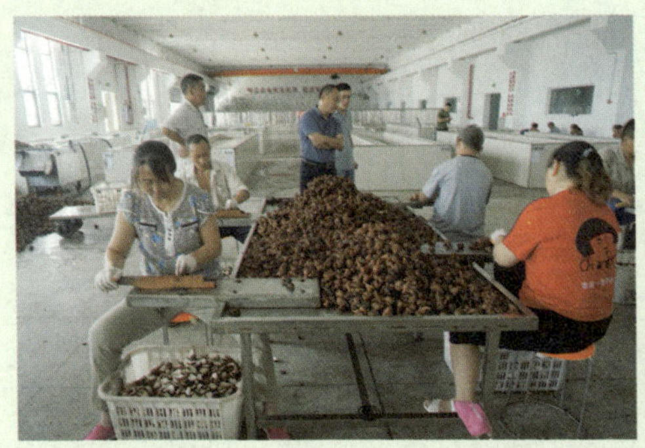
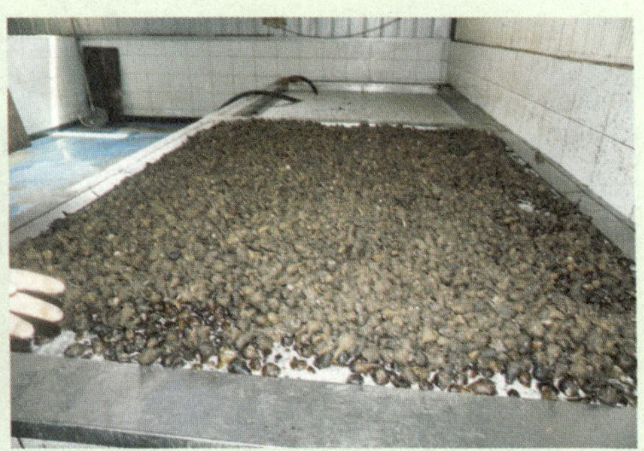

图3-13　盐附子加工

洗泥工艺同“白附片的加工”。

连续浸盐：按50kg附子用胆水原液22.5kg、清水15kg、粗制食盐10kg的比例，先在缸内将胆水原液与清水搅拌均匀，再倒入附子，然后再将食盐撒在上面。因食盐会自然下沉，故宜后下，撒在附子上面。连续浸泡3天。

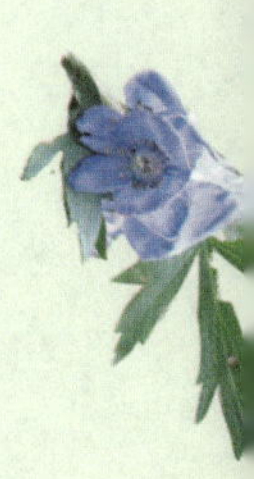

沥干浸盐：经上述处理后，将附子装篓，搁在缸沿上，沥干，然后将原缸内溶液搅拌均匀，重新将附子倒入浸泡，如此每天沥、浸1次，连续3天。

日晒浸盐：经上述处理后，将附子捞起，沥干，在阳光下摊开曝晒，晒至附子表皮稍干（不宜久晒），把缸内溶液搅匀后，将晒热的附子倒回原缸浸泡，每天晒、浸1次，每天曝晒时间延长至4小时，如此连续3天。在反复晒、浸过程中，每次重新将附子倒入原缸浸泡时，附子应全部被溶液浸没；溶液不足，必须按上述胆巴、清水、食盐的比例，补加胆巴-食盐的水溶液。此后，再每天晒、浸1次，每次晒1整天，同样趁热倒回原缸浸泡。如此反复数次，至曝晒时附子表面出现结晶盐粒，方可结束浸、晒。

反复沥干浸泡、日晒浸泡，目的是使附子充分吸收食盐和胆巴。沸盐浸泡：经上述处理后，将缸内胆巴-食盐溶液舀入锅内，煮沸，把晒热的附子倒入空缸内，再将沸腾的溶液倒在附子上，让其自然冷却，连续浸泡2天。捞起、沥干，晒1天，附子表面附有结晶盐粒，即为成品。

附子作为一种中药商品，其最大的特点在于规格较多，不同的商品体现了精湛复杂的产地加工和炮制技术，经过系统的文献调研、道地产区调研及专家咨询后，归纳总结了附子传统的商品规格，包括产地加工和后期再炮制后制备的所有商品规格，大部分为道地产区四川江油地区生产，少数为其他地区生产（如江西樟帮、建昌帮的炮制技术加工后制成），共计有附子2种，附片18种（表3-1）。

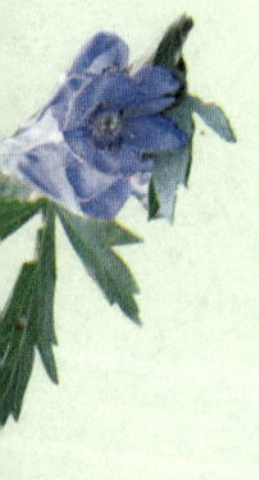

表3-1 附子的商品规格等级

商品规格	制作工艺	现有产量	入药方式
盐附子	由泥附子洗净后用胆水与盐水的混合液浸泡加工而成	较少	半成品
炮附子	将附子置于热火灰或砂烫或微波加热制得的炮制品	较少	直接入药
生附片	泥附子洗净后，直接切片干燥，即得	较少	半成品
白附片	由泥附子洗净后，浸入食用胆巴的水溶液中数日，连同浸液煮至透心，捞出，剥去外皮，纵切成厚约0.3cm的片，用水浸漂，取出，蒸透，晒至半干，以硫黄熏后，晒干而成	大	直接入药
黑顺片	由泥附子洗净后，浸入食用胆巴的水溶液中数日，连同浸液煮至透心，捞出，水漂，纵切成厚约0.5cm的片，再用水浸漂，用调色液染成浓茶色，取出，蒸至出现油面、光泽后，烘至半干，再晒干或继续烘干而成	大	直接入药
黄附片	由泥附子洗净后，浸入食用胆巴的水溶液中数日，连同浸液煮至透心，捞出，剥去外皮，横切成厚约0.4cm的片，用水浸漂，取出，用调色液染成黄色，晒干而成	很少	直接入药

续表

商品规格	制作工艺	现有产量	入药方式
熟附片	由泥附子洗净后，浸入食用胆巴的水溶液中数日，连同浸液煮至透心，捞出，剥去外皮，横切成厚约0.4cm的片，用水浸漂，取出，蒸透，烤干或晒干而成	很少	直接入药
卦附片	由泥附子洗净后，浸入食用胆巴的水溶液中数日，连同浸液煮至透心，捞出，剥去外皮，再将附子对剖，成为两瓣如卦形的附片，再用水浸漂，用调色液染成浅茶色，取出，蒸至出现油面、光泽后，晒干而成	很少	半成品
刨附片	由泥附子洗净后，浸入食用胆巴的水溶液中数日，连同浸液煮至透心，捞出，水漂，用刨子或切药机将附子刨成约1mm厚的薄片，再入清水中浸泡，将漂过的薄片捞起，放到烤炉上烘烤至干而成	较大	直接入药
淡附片	为盐附子经清水浸漂后，与甘草、黑豆加工炮制而成	较少	直接入药
炮附片	为七成干的黑顺片用武火急炒至微鼓裂，取出晾凉而成	较少	直接入药
柳叶片	常用不能制片的小附子、附芽及加工白附片、黄附片、熟附片切下的尾部切片制成	几乎无	直接入药
鼓鼓片	为胆附子或盐附子去皮横切成片，漂洗蒸熟后，用猛火炕干，至片面突起如鼓状	几乎无	直接入药
火片	片最小，薄如指甲，专销国外	几乎无	直接入药
漂附片	由盐附子或胆附子，横切片，经清水浸泡，干燥制成	几乎无	直接入药
本附片	湖南长沙地区加工规格，不经着色的烤片	几乎无	直接入药
煨附片	江西建昌帮特色，将盐附子洗净漂洗，用干糠燃烧煨制，入甑内蒸制，晒至六成干，切薄片或中片，即得	很少	直接入药
阴附片	江西建昌帮特色，将盐附子洗净漂洗，加入定量生姜汁闷润透心，入甑武火蒸至熟透，晒至七成干，切或刨至薄片，晾干，即得	很少	直接入药
阳附片	江西建昌帮特色，将盐附子洗净漂洗，刮去外皮，纵切为5mm片，水漂至口尝味淡为度，摊开晒至全干，用砂炒至药片断面鼓起，变白黄色为度，取出，筛净，摊晾，即得	很少	直接入药
临江片	按江西樟帮七制香附的炮制技术制作，将附子用姜汁、醋、酒、盐、人奶、童便、蜂蜜7种辅料混合液浸泡后，切片，微火炒干制成	几乎无	直接入药

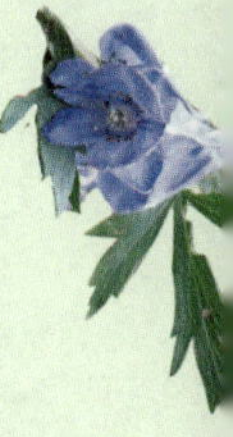

附子传统商品规格的多样性以及附子文献名、商品名、处方名比较混乱，一度造成临床医生开方时出现附子同名异物或同物异名的现象，给中药附子的加工、销售、使用带来相当大的不便。卫生部为了简化附子商品规格，在《中国药典》1963年版起仅收载了盐附子、黑顺片、白附片、淡附子、炮附片5种商品规格，一直延续至今；而国家中医药管理局和卫生部于1984年3月颁发的《七十六种药材商品规格标准》中，收载了盐附子、白附片、黑顺片、黄附片、卦附片、熟附片6种商品规格。

现有附子主流的商品规格为白附片和黑顺片两种，供医院医生配方和中成药生产原料大量使用；生附片因毒性大不能直接使用，原来几乎不生产，现国内部分火神派医生开处方时爱用生附片，强调煎煮过程的先煎和久煎；刨附片和炮天雄产量较大，多销往广州、香港及东南亚地区，多不用于医疗，而直接用于食疗或烹饪。

五、特色适宜技术

四川江油附子特色套作水稻技术：四川江油是我国附子的道地产区，已有1000多年的栽培历史。该区附子一般于冬至前栽种，翌年夏至后收获。其生育期跨越当地主要小春作物（小麦、油菜）和大春作物（玉米、水稻）的部分生育期。因此，该区附子传统种植模式主要为附子套作玉米等旱地作物或在附子收获后接茬晚秋玉米或蔬菜，并每2～3年进行轮作倒茬。传统的附子种植模式单一，连作障碍严重，导致其产量与品质稳定性差、效益低。近年来，四川江油的新型种植模式附子套作水稻年内水旱轮作模式，较大程度上减轻了附子的连作障碍，为江油附子的可持续发展做出了重要贡献。

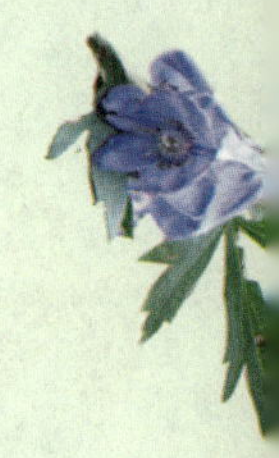

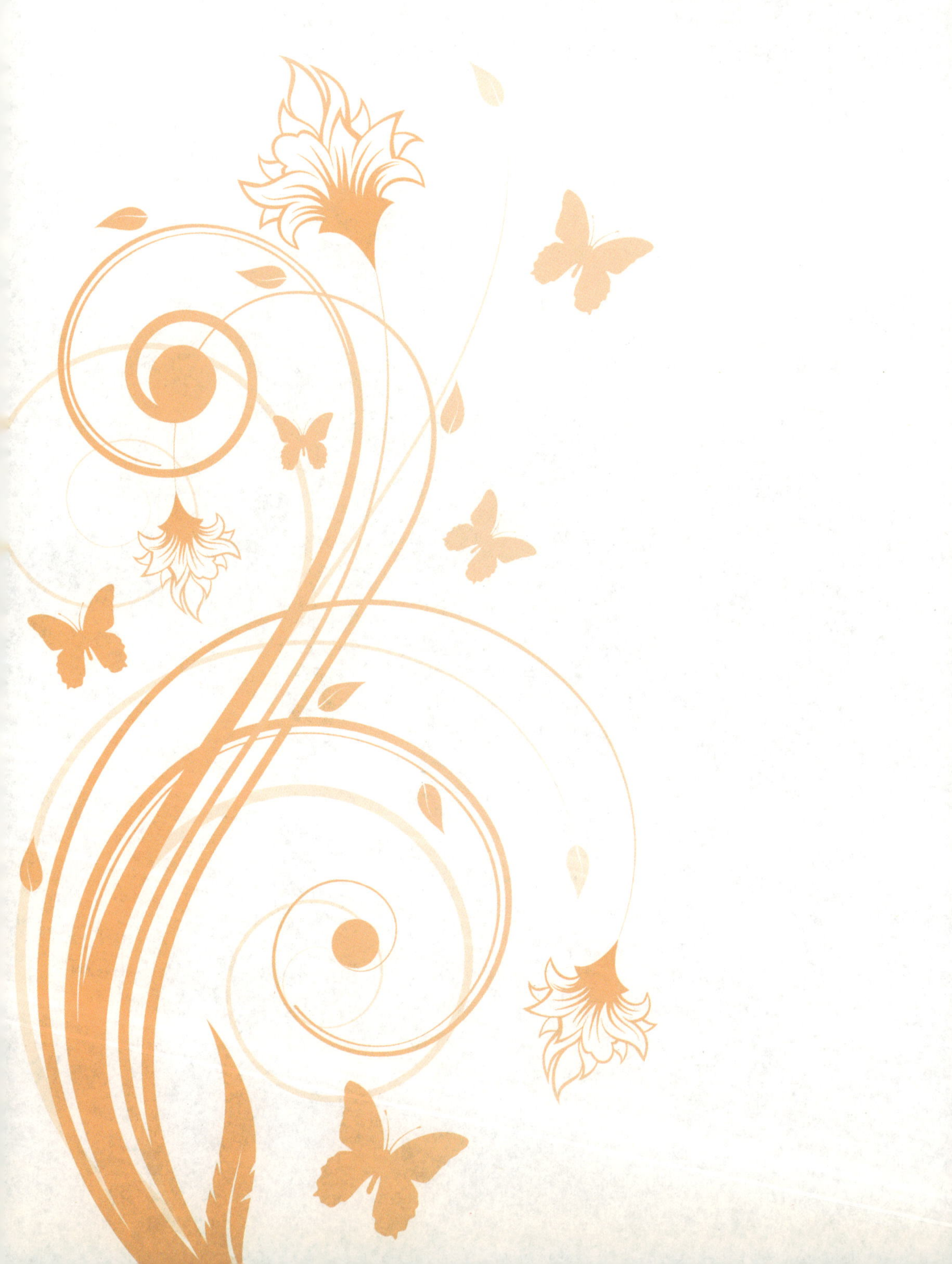

第4章

附子药材质量

一、本草考证与道地沿革

（一）本草考证

1. 名称

历史上乌头类中药名称繁多，乌头类中药最早称为“堇”。《诗经》记载：“堇荼如饴”。《国语》记载：“置堇于肉”。韦昭注：“堇，乌头也。”汉代，堇写作“茛”“艮”。《诗经·尔雅》记载：“芨，堇草”。郭璞注：“乌头也”。《新修本草》记载：“建、堇同音，三建即三堇。”《本草衍义》记载：“乌头、乌喙、天雄、附子、侧子、凡五等，皆一物也，只以大小、长短、似像而名之。”附子名称最早见于《神农本草经》，附子记在下品药一百二十五种之中。乌头类最早见于2000多年前的秦汉时期，附子类中药在五代时有了专属名称。草乌的名字最早见于方书《圣济总录》，川乌的名字最早见于东汉《金匮要略》的乌头汤。

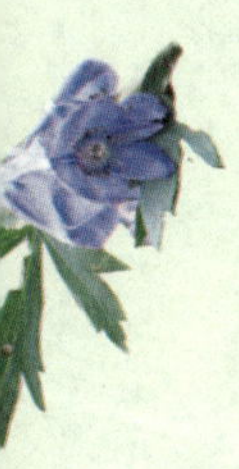

经考证看出，附子在明代之前被称为堇、茛、艮、建、芨等，从明代李时珍起，本草文献中均称为附子。古代附子即今毛茛科植物乌头*Aconitum carmichaelii* Debx.的子根加工品。

2. 原植物

附子原植物形态的描述最早见于五代《蜀本草》：“苗高二尺许，叶似石龙芮及艾，其花紫赤，其实紫黑。”宋《证类本草》：“乌头，少有茎苗，长身乌黑，少有旁尖。乌喙皮上苍，有大豆许者，孕八九个，周遭底陷，黑如乌铁。”明《本草纲目》：

“附子是附乌头而生，如子附母，盖天雄，乃种附子出生或变出，其长而不生子故为天雄，其长而尖者，谓之天雄，象形。”

3. 产地

附子的产地最早见于《神农本草经》：“附子生山谷”。《本草崇原》记载：“附子以蜀地绵州出者为良，他处虽有，力薄不堪用也。”张志聪描述：“今陕西亦莳种附子，谓之西附，性虽辛温，而力稍薄，不如生于川中者，土厚而力雄也。”《本草纲目》记载：“其产江左、山南等处者，乃《本经》所列乌头，今人谓之草乌头者是也。”龙州（四川江油）和绵州（四川绵阳）是乌头附子的主要产地。古代记载龙州和绵州所产附子最好，现在以四川江油、平武、绵阳、安县、布拖、陕西城固、鄂县、勉县、南郑、汉中等地所产附子最好，与古代记载稍有差别。

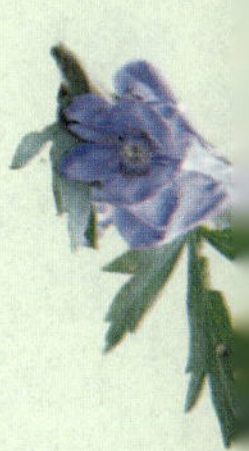

4. 品种及药用部位

乌头按根的不同部位分为附子、川乌。附子是毛茛科乌头的子根，川乌是其母根。医圣张仲景急救回阳用生附子，《本草纲目》记载附子最早用生附子的子根入药。《证类本草》记载：“冬月采为附子，春采为乌头。”乌头按照根的不同部位分为附子、川乌，与现在一致。入药部位，古代与今一致。

5. 加工方法

张仲景记载：附子炮制后毒性减少，而温经复阳，补火散寒之功加强。这是最早记载用附子炮制的。陶弘景曰：“凡用附子、乌头、天雄，皆热灰微炮令拆，勿过焦。”《本草纲目》：“附子用黑豆浸五日夜”。古代还有用盐浸、醋浸、童便浸泡附子。

从张仲景附子火炮开始，附子药用多炮制。随着社会发展，附子的炮制方法越来越多，出现了黑顺片、白附片、盐附子、炮附片、淡附片等。《中国药典》2015年版收载附子的炮制加工品有白附子、黑顺片、白附片、淡附片、炮附片。

6. 性味归经

《神农本草经》："附子，味辛，温。"温，即现在的热。唐《新修本草》："味辛、甘，温、大热。"《景岳全书·本草正》："附子，气味辛甘，腌者大咸，性大热。"元《汤液本草》："黑附子，气热，味大辛，纯阳。辛、甘，温，大热。入手少阳经三焦、命门之剂。"明《本草纲目》："附子辛，温。"清《本草正义》："附子为通行十二经纯阳之要药，外则达皮毛而除表寒，里则达下元而温痼冷。"《神农本草经疏》："入手厥阴、命门、手少阳，兼入足少阴、太阴经，亦可入足太阳。"《本草经解》："入足厥阴肝经、足少阴肾经、手太阴肺经。"《成方切用》："辛甘大热，入肾命而通行十二经。"大多数本草认为附子味辛，少数本草认为尚有味甘、味苦。附子的气，有温、大温、大热。

7. 功效及主治

《神农本草经》："附子，主风寒咳逆邪气，温中，金疮，破癥坚积聚，血瘕，寒湿痿躄，拘挛膝痛，不能行步。"《经史证类备急本草》："附子治腰脊风寒，心腹冷痛，霍乱转筋，下痢赤白，坚肌骨，强阴。又坠胎，为百药长。"《景岳全书·本草正》："附子除表里沉寒，厥逆寒噤，温中强阴，暖五脏，回阳气，除呕哕霍乱，反胃噎膈，心腹疼痛，胀满泻痢，肢体拘挛，寒邪湿气，胃寒蛔虫，寒痰寒疝，风湿麻痹，阴疽痈毒，久漏冷疮，阳虚二便不通，及妇人经寒不调，小儿慢惊等证。”《神农本草经百种录》：“附子主风寒咳逆邪气，寒邪逆在上焦。温中，除中焦之寒。金疮，血肉得暖而合。破癥坚积聚，血瘕。寒湿，拘挛，膝痛不能行步。”

唐代，附子用来治疗虚寒和风痰。宋代，附子被用来滋补。元代，乌头用来镇痛镇静、发汗解热。现代临床研究，附子可用于治疗心力衰竭、休克、心律失常、病态窦房结综合征、多发大动脉炎、胃下垂、遗尿症、头痛、小儿泄泻、慢性支气管炎、支气管哮喘、慢性肾功能衰竭、新生儿硬皮病等。

（二）道地沿革

通过查阅清代以前的本草学专著及《范子计然》《新唐书·地理志》《彰明县附子记》等原文，并向道地药材研究专家咨询，归纳考证附子产地演变的情况，分析如下：汉代，《范子计然》认为附子产于蜀武都（今四川绵竹），《神农本草经》认为附子生犍为（今四川彭山）及广汉（今四川广汉），乌头生郎陵（今河南确山），天雄生少室（今河南登封）。南北朝陶弘景质疑《神农本草经》，认为天雄、乌头、附子3种是同根而生，都应产于建平（今重庆巫山）。唐代《新修本草》认为附子以蜀道绵州（今四川绵阳）、龙州（今四川平武）出产者为佳，其余产地的药力劣弱，特别是江浙一带的附子全不堪用，并指出陶弘景产于建平有误，此时首次指出了江油附子的道地性；《千金翼方》同《新修本草》一样，认为附子、天雄、乌头、乌喙、侧子产于绵州和龙州。北宋《新唐书·地理志》指出龙州应灵郡（今四川江油）和明州余姚郡（今浙江鄞县）是土贡有附子；宋代《图经本草》认为附子的种源出于龙州

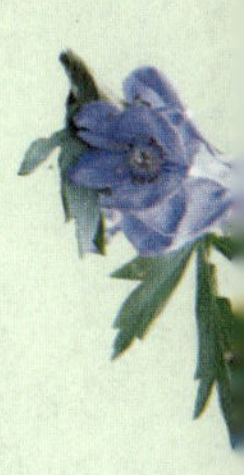

（今四川平武），在绵州彰明（今四川江油）大量种植，其中以赤水（今江油河西地区）出产的品种最佳；《彰明县附子记》亦明确指出四川江油地区为附子的道地主产区，其中又以江油河西地区产量最大。明代《本草纲目》首次将川乌（附子）和草乌的产地进行区分，明确产于彰明（今四川江油）是川乌（附子之母）。清代《本经逢原》明确指出陕西亦是附子的主产区，但是质量不及四川江油附子好。

综上所述，唐以前多认为附子出产在四川彭山、广汉及河南登封一带；《新修本草》明确指出，自唐代四川江油地区已开始乌头（附子）的种植，距今已有1300多年；宋代《彰明县附子记》亦明确指出江油河西地区附子产量最大，质量最佳，而附子种源在四川平武较好，与现代基本吻合；陕西地区自清代始有附子种植，距今已有300余年，本草均言明陕西附子质量不及四川好。1949年后，四川江油、陕西汉中地区建立了附子种植基地，扩大商品生产，而四川布拖、云南丽江、河北、河南等省引种、试种，形成了新的产区。

二、药典标准

自1953年至今，共颁布10版《中国药典》，除《中国药典》1953年版没有收载附子，自1963—2015年版均收载附子。历版《中国药典》收载的来源性状、含量检测等都有不同，现总结如下。

1. 来源、性状

10版《中国药典》中，其来源均为“毛茛科植物乌头的子根的加工品”。其性状在《中国药典》1963年版的基础上进行了术语规范，采用国际标准单位，将表述附子大小的“寸”改为“厘米”、将俗语“丁角”改为“支根或支根痕”、将“纵走的筋脉”改为“纵导管束”；自《中国药典》1985年版去掉了盐附子“个大、体重、色灰黑、表面起盐霜者为佳”，黑顺片“以片大、厚薄均匀、切面油润有光泽者为佳”，白附片“片大、色白、油润、半透明状者为佳”等描述；《中国药典》2010年版增加了淡附片和炮附片的性状描述。

2. 鉴别

《中国药典》1977年版首次增加了生物碱鉴别试验；《中国药典》1985年版在前版试验方法基础上作了完善；至《中国药典》1990年版删去了生物碱沉淀反应鉴别内容，增加了紫外-可见分光光度法鉴别；到《中国药典》2010年版，则删去了紫外-可见分光光度法，增加了薄层色谱法鉴别，分别鉴别3种双酯型生物碱类成分（新乌头碱、次乌头碱、乌头碱）和3种单酯型生物碱类成分（苯甲酰新乌头原碱、苯甲酰次乌头原碱、苯甲酰乌头原碱）。

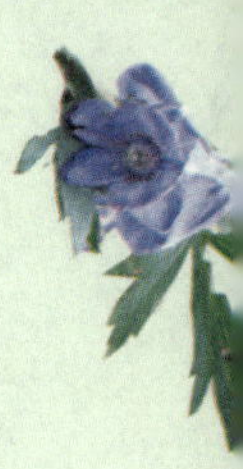

3. 检查

自《中国药典》1990年版首次增加了薄层色谱法检查乌头碱限量。至《中国药典》2010年版，删去了薄层色谱法的限量检查，首次采用了高效液相色谱法对附子毒性较大的成分进行控制，增加了水分检查和双酯型生物碱类成分（新乌头碱、次乌头碱、乌头碱）限量检查，规定3种双酯型生物碱含量总和不得过0.020%。

4. 含量测定

《中国药典》2010年版首次收载了含量测定项，用酸碱滴定法测定附子中的总生物碱的含量，并首次选择了单酯型生物碱类成分（苯甲酰新乌头原碱、苯甲酰次乌头原碱、苯甲酰乌头原碱）为含量测定指标，规定3种单酰型生物碱类成分含量总和不得少于0.010%，保证了附子饮片质量的稳定和可控。作为一味毒性和药效并存的中药，以乌头碱为代表的生物碱类成分是附子中既有毒又有效的成分，如果只是单纯规定乌头碱的限量检查，则不能保证临床的药效，也不能达到临床安全有效的目的。

5. 炮制

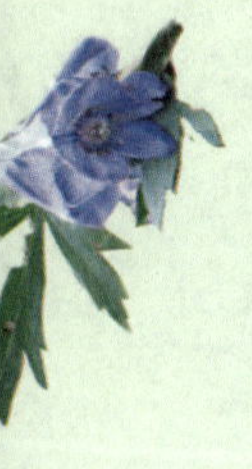

除《中国药典》1953年版外，其他9版《中国药典》都收载了炮附片用砂烫法炮制，淡附片用甘草、黑豆水共煮炮制的加工方法。

6. 性味与归经、功能与主治、用法与用量、贮藏

除《中国药典》1953年版外，自《中国药典》1985年版性味与归经增加了“归心、肾、脾经”的内容。功能与主治未作修改。用法与用量上，自《中国药典》1977年版起规范了用量单位，收载了用法；自《中国药典》1985年版至2005年版，删去了用法，《中国药典》2010年版增加了“先煎、久煎”。使用注意上，自《中国药典》1985年版起，增加了“十八反”内容，此后几版《中国药典》中还增加了天花粉、瓜蒌子、瓜蒌皮、浙贝母、平贝母、伊贝母、湖北贝母等禁忌。贮藏方面，历版《中国药典》未作修改。

三、质量评价

（一）古代附子质量评价方法及标准

查阅历代本草专著中附子相关资料，对附子质量评价的方法进行梳理。发现古人由于受科学技术水平的限制，对附子药材的质量评价方法及标准主要体现在道地产地、野生与栽培、外观性状、炮制加工方法等方面。附子传统质量标准见表4-1。

表4-1　附子传统质量标准

年代	本草专著	传统质量标准
魏晋	《吴普本草》	皮黑肌白
南北朝	《雷公炮炙论》	底平、有九角、如铁色，一个个重一两，即是气全，堪用
	《本草经集注》	以八月上旬采也，八角者良。今宜都山者最好，谓为西建。钱溏间者，谓为东建，气力劣弱，不相似，故曰西水，犹胜东白也。其用灰杀之时，有冰强者并不佳
唐代	《新修本草》	以八月上旬采也，八角者良。天雄、附子、乌头等，并以蜀道绵州、龙州出者佳。余处纵有造得者，气力劣弱，都不相似。江南来者，全不堪用
宋代	《本草图经》	以八角者为上。绵州彰明县多种之，惟赤水一乡者最佳
	《彰明县附子记》	凡种一而子六七以上，则其实皆小；种一而子二三，则其实稍大；种一而子特生，则其实特大，此其凡也。附子之形，以蹲坐正节角少为上，有节多鼠乳者次之，形不正而伤缺风皱者为下矣。又附子之色，以花白为上，铁色次之，青绿为下。天雄、乌头、天锥皆以丰实盈握者为胜，而漏篮、侧子，则园人以乞役夫，不足数也
	《本草衍义》	以取其短平而圆、大及半两以上者，其力全不僭
	《史证类备急本草》	若附子底平有九角，如铁色，一个个重一两，即是气全，堪用
元明	《汤液本草》	多有外黄里白，劣性尚存，莫若乘热切片子再炒，令表里皆黄，内外一色，劣性皆去，却为良也
	《本草品汇精要》	类乌头而圆大，皮黑肉白

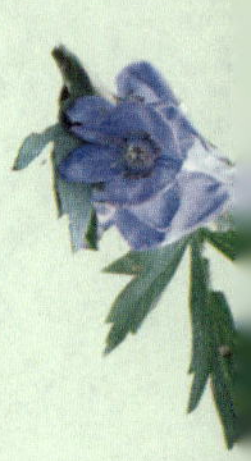

续表

年代	本草专著	传统质量标准
	《本草蒙筌》	皮黑体圆底平，山芋状相仿佛。顶择正圆，一两一枚者力大
	《景岳全书》	土人腌以重盐，故其味咸而性则降。若制以童便，则必不免于尿气，非惟更助其降。惟是姜汁一制颇通，第其以辛助辛，似欠和平。又若煮法，若不浸胀而煮，则其心必不能熟，即浸胀而煮，及其心熟，则边皮已太熟而失其性矣：虽破而为四，煮亦不匀，且煮者必有汁，而汁中所去之性亦已多矣。若炒太干，则太熟而全无辣味，并其热性全失矣。白水煮之极熟，则亦全失辣味，并其热性俱失，形如萝卜可食矣
	《本草纲目》	附子之形，以蹲坐正节角少者为上，有节多鼠乳者次之，形不正而伤缺风皱者为下矣。又附子之色，花白者为上，铁色者次之，青绿者为下。天雄、乌头、天锥，皆以丰实盈握者为胜
	《本草真诠》	外黄内白，须炒至俱熟用
	《本草原始》	市者以盐水浸之，取其体重买者，当以体干坚实、顶圆正、底平者为良
	《炮炙大法》	底平有九角，如铁色，一个个重一两，即是气全，堪用
	《药品化义》	体重而大实，色肉微黄皮黑，气雄壮。取黑皮顶全圆正者佳，一枚重一两，力大可用
	《本草通玄》	附子，蹲坐正节角少，重一两者佳。形不正而伤缺风皱者，不堪用也
	《重订本草征要》	重一两以上，矮而孔节稀者佳
清代	《本草汇笺》	附子大而短，有角平稳
	《本草备原》	附子以蜀地绵州出者为良，他处虽有，为薄不堪用也。附子之形以蹲坐正节，而侧子少者为上，有节多乳者次之。形不正而伤缺风皱者为下。其色以花白者为上，黑色者次之，青色者为下。近世皆以童便煮之，乃因以讹传讹，习焉不知其非耳
	《本草备要》	皮黑体圆，底平八角，重一两以上者良
	《本草易读》	切片色光黑而润软。今时一种附子，片色暗黑而干焦，全失附子气味，用者慎之
	《本草逢原》	古方以一两一枚者为力全。近时专取大者为胜。用盐过多，虽一两五六钱，制熟不及七八钱，且容易腐烂，若欲久藏，须同灶灰入礶中，置近火处，庶可经久。其性热有毒，必正节、角少、顶细、脐正者为上。顶粗、有节、多鼠乳者次之，伤缺偏皱者为下。近时乌附多产陕西，其质粗、其皮厚、其色白、其肉松、其味易行易过，非若川附之色黑、皮薄、肉理紧细、性味之辛而不烈、久而愈辣，峻补命门真火也

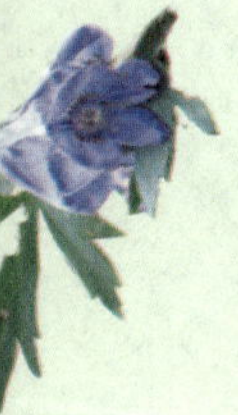

续表

年代	本草专著	传统质量标准
	《本草从新》	从前附子皆野生，所产甚罕，价值甚高，而力甚大。近今俱是种者，出产多而价值贱，力甚薄。土人以盐腌之，愈减其力。陕西出者名西附，四川出者名川附，川产为胜。川附体松而外皮多细块，西附体坚而外皮光洁。以皮黑体圆、底平八角、顶大者为良。有用水浸，面裹煨令发拆，则虽熟而毒仍未去，非法之善者；有用黑豆煮者，有用甘草、盐水、姜汁、童便煮者，恐煮之气味煎出，其力尤薄，且制之不过欲去其毒性尔；若用童便，是反抑其阳刚之性矣，尤非法之善者；唯用甘草汤泡浸，则毒解而力不减，允为尽善矣。市医漂淡用之，是徒用附子之名尔
	《本草求真》	以西川彰明赤水产者为最，皮黑体圆、底平八角，重三两者为良
	《药笼小品》	从前附子野生产罕，价贵功力亦大；近今多是种者。土人以盐腌之，其性愈减
	《植物名实图考》	古人所用皆野生，川中所产皆种生，野生者得天全，种生者假人力，栽培滋灌，久之与果蔬同，性移而形亦变
	《植物名实图考长编》	以绵、龙二州所生为良，今则彰明者佳。余同《彰明县附子记》
	《本草问答》	今用盐腌之以去毒，使附子之性不全，非法也。盖川附价高，市利者皆整卖，不切片卖，用者须知之
	《本草崇原集说》	今陕西亦莳植附子，谓之西附，性辛温而力稍薄，不如生于川中者，土厚而力雄也。又，今药肆中另卖制熟附子，皆西附之类，附子本身有一两余者，方为有力，侧子分两须除去之，土人欲增分两，用木杯将侧子敲平于上，故连侧子重一两五六钱者，方好
	《本草新编》	每个用甘草五钱，煮水一碗，将附子泡透，不必去皮脐尖子，正要全用为佳
	《本草详节》	蜀道绵州人种莳而生，须择顶圆正，节角少，色花白，重一两者

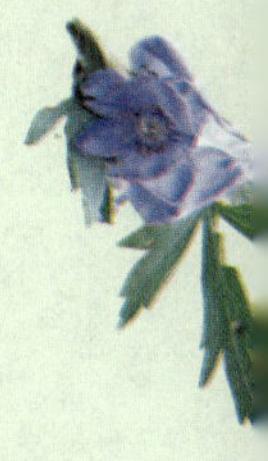

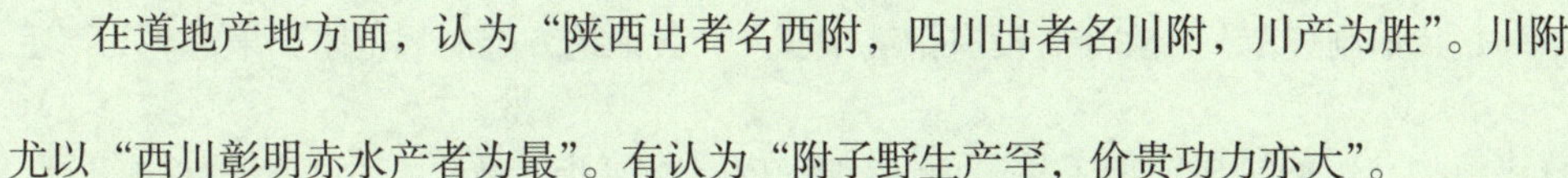

在道地产地方面，认为“陕西出者名西附，四川出者名川附，川产为胜”。川附尤以“西川彰明赤水产者为最”。有认为“附子野生产罕，价贵功力亦大”。

在外观性状方面，古人认为“底平”“体圆”者为佳，而在“角”多寡方面，有认为有“八角”或“九角”为良，也有以“蹲坐正节、角少者为上，有节多鼠乳者次之，形不正而伤缺风皱者为下”。颜色上认为“皮黑”“如铁色”“肌白”为佳，而后古人多“以花白为上，铁色次之，青绿为下”为质量评价标准。重量上认为“一个个重一两，即是气全，堪用”。

在炮制加工方面，附子炮制方法、炮制程度的评价标准，如《汤液本草》中“再炒，令表里皆黄，却为良也”。《本草真诠》中“炒至俱熟用”。《景岳全书》中认为甘草水制最好。此外还认为盐制、童便制、姜汁制、白水煮等方法欠妥，同时首先提出了炮制过度，“全无辣味”而“功效全失”的炮制程度或饮片评价标准。

（二）各省市自治区炮制规范附子质量评价情况

对已收集的全国各地方炮制规范和《全国中药饮片炮制规范》进行梳理，地方炮制规范包括河北、辽宁、吉林、江苏、浙江、安徽、福建、江西、山东、河南、湖南、四川、贵州、云南、甘肃、北京、天津、上海、重庆等。从中分析可知，附子质量标准内容的修订基本与当时《中国药典》接轨，并且保留了地方特色炮制工艺，现总结如下。

1. 来源、采收加工、性状

从已收集的全国各地方炮制规范和《全国中药饮片炮制规范》中，除《云南省中药饮片炮制规范》1986年版没有记载来源外，其他地方炮制规范附子来源均为“毛茛科植物乌头的子根的加工品”。采收加工内容除河北、辽宁、吉林、江苏、湖南、贵州、云南、上海没有收载，其他地方炮制规范主要对主产地、采收时间和盐附子、黑顺片、白附片加工方面进行描述，大多数地方规范采收加工内容与《中国药典》相同。性状方面，包括形状、大小、颜色、断面、质地、气、味等方面进行了详细记载，如浙江、安徽、福建、江西、山东、湖南、北京、上海、重庆等地方炮制规范和《全国中药饮片炮制规范》；也有简单描述颜色、形状、味道等方面的，如河北、江苏、云南、天津等地方炮制规范。

2. 鉴别

其中河北、辽宁、吉林、江苏、浙江、福建、四川、贵州、云南、天津等省炮制规范和《全国中药饮片炮制规范》未收载鉴别项，安徽、山东、湖南、上海、重庆等省市炮制规范以分光光度法鉴别，即在231nm与274nm的波长处有最大吸收；江西、北京炮制规范以薄层色谱法鉴别，江西以乌头碱作为对照，北京以新乌头碱、次乌头碱、乌头碱、苯甲酰新乌头原碱、苯甲酰次乌头原碱、苯甲酰乌头原碱为对照。

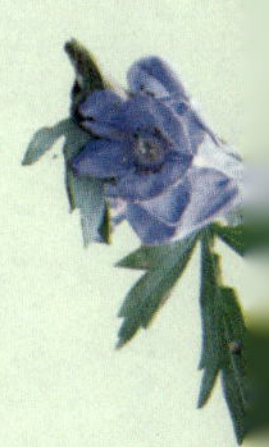

3. 检查

河北、江苏、福建、江西、四川、贵州、云南等省炮制规范和《全国中药饮片炮制规范》未收载检查项，吉林、浙江、安徽、山东、河南、天津、上海、重庆等省市炮制规范采用薄层色谱法对乌头碱进行了限量，展开条件各地方有所不同；北京炮制规范则对含水量、双酯型生物碱类成分（新乌头碱、次乌头碱、乌头碱）进行限量，与《中国药典》2010年版限量标准相同，即水分不得过15.0%，并规定3种双酯型生物碱含量总和不得过0.020%。

4. 含量测定

除北京炮制规范外，其他地方及《全国中药饮片炮制规范》均无含量测定项，《北京市中药饮片炮制规范》附子含量测定项内容与《中国药典》2010年版相同，以单酯型生物碱类成分（苯甲酰新乌头原碱、苯甲酰次乌头原碱、苯甲酰乌头原碱）为含量测定指标，规定3种单酯型生物碱类成分含量总和不得少于化0.010%。

5. 炮制

附子炮制产品中，在地方炮制规范中附片（黑顺片、白附片）多为原前处理，筛去杂质或打碎直接入药，如江苏、浙江、安徽、福建、江西、山东、河南、四川、云南、甘肃、北京、上海等地方炮制规范和《全国中药饮片炮制规范》，但《天津中药饮片炮制规范》中将附片（黑顺片、白附片）与甘草汁共煮后入药。淡附片多以甘草、黑豆共煮炮制而得，如吉林、江苏、浙江、安徽、福建、山东、河南、湖南、甘肃等地方炮制规范和《全国中药饮片炮制规范》，但也有与豆腐共煮炮制而得的淡附片，如浙江、上海等地方炮制规范。炮附片则都以砂烫法炮制而得。附子在地方上也有其他的炮制方法和炮制产品，如《辽宁省中药炮制规范》1957年版取盐附子漂胆后与白矾共煮；《江西省中药饮片炮制规范》1991年版收载了炒附片、熟附片和爆附片；《云南省中药饮片炮制规范》1986年版附片胆炙法（猪胆汁）等。

6. 性味与归经、功能与主治、用法与用量、使用注意、贮藏

除吉林、贵州等省炮制规范未收载附子性味与归经情况，其他地方炮制规范均收载附子“辛、甘，大热；有毒。归心、肾、脾经”。功能与主治无明显区别，

功能主要为“回阳救逆，补火助阳，逐风寒湿邪”。主要用于“亡阳虚脱，肢冷脉微，阳痿，宫冷，心腹冷痛，虚寒吐泻，阴寒水肿，阳虚外感，寒湿痹痛”。用法与用量上，河北、辽宁、云南等省炮制规范未收载，其他地方炮制规范用量均为“3～15g”。使用注意上，除河北、辽宁、福建等炮制规范外均收载了“十八反”和妊娠禁忌内容。贮藏方面，河北省炮制规范未收载，其他地方炮制规范均有收载。

（三）附子现代质量标准研究

1. 双酯型生物碱的测定

双酯型生物碱的测定方法研究文献也较多，如电极法、薄层扫描法、分光光度法、毛细管电泳法、气相色谱法等。这些方法虽未作为法定的含量测定方法载入《中国药典》，但为收入国家标准奠定了基础。

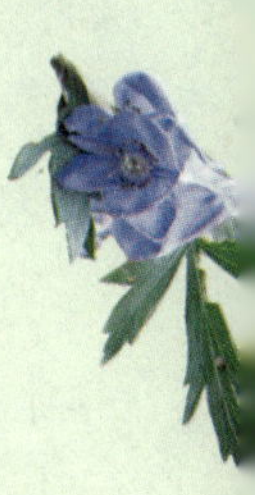

项杰等以乙腈-0.1%的乙二胺水溶液为流动相进行梯度洗脱，测定不同地区附子药材中3种双酯型生物碱（新乌头碱、乌头碱、次乌头碱）的含量。边宝林等从甲醇-水-乙腈（65：33：2，内含6mmol/L SDS，pH=4.5±2）为流动相，测定附子中有毒成分乌头碱、次乌头碱、新乌头碱，比较附子单煎、附子与浙贝母合煎后有毒成分的变化趋势。王端等以甲醇-0.1%乙二胺（60：40）为流动相测定15种附子炮制品中乌头碱、新乌头碱、次乌头碱的含量。叶震强等以0.2%冰醋酸（用三乙胺调pH6.25）-乙腈（63：37）为流动相，测定附子中次乌头碱的含量。刘玉兰等甲醇-0.04mol/L三乙胺（50：50，磷酸调pH4）为流动相，测定附子中乌头碱、新乌头碱、次乌头碱含量。刘芳等以乙腈-40mmol/L乙酸铵缓冲液为流动相梯度洗脱，同时测定附子中3种双酯型生物碱（新乌头碱、乌头碱、次乌头碱）的含量。刘秀秀等以乙腈-20mmol/L NaH_2PO_4溶液（50：50，磷酸调pH4）为流动相，控制参附注射液及附子中3种双酯型生物碱含量。侯大斌等以乙腈-0.1%乙二胺为流动相梯度洗脱，测定附子不同组织中新乌头碱、乌头碱、次乌头碱的含量。贾金艳等以甲醇-水-三乙胺（75：25：0.033）为流动相，测定附子中新乌头碱的含量。吕永磊等以乙腈-40mmol/L乙酸铵（浓氨水调pH10.5）为流动相梯度洗脱，测定附子不同炮制品中3种双酯型生物碱的含量。赵纳等以乙腈-0.1%乙二胺为流动相梯度洗脱，分析经过炒法、蒸法、胆水浸泡及泡合溶液浸泡的附子中新乌头碱、乌头碱、次乌头碱等双酯型生物碱的含量。

2. 单酯型生物碱和双酯型生物碱同时测定

附子作为常用的有毒中药之一，临床应用的安全性要求高，《中国药典》2005年版以前只有对附子乌头碱定性检查要求，而毒性较大、安全性较低的乌头碱、次乌头碱、新乌头碱无法定量，以及有效性较高、毒性较低的苯甲酰新乌头原碱、苯甲酰次乌头原碱、苯甲酰乌头原碱也无法定量，因此不能体现临床的安全性和有效性，生产企业也不能保证饮片产品质量的稳定性。

日本学者能势充彦等首先采用HPLC法测定4种附子生药样品中乌头碱、中乌头碱、次乌头碱的总量均在0.01%左右，炮制后生成的单酯型生物碱含量相差悬殊，中国所产的炮附子含量低，湿热加工处理的附子则含量高。八味地黄丸等10种制剂中，双酯型生物碱含量均在检测限以下，单酯型生物碱总量为0.001%～0.02%。刘秀秀等以乙腈-5mmol/L NaH_2PO_4溶液（50：50，磷酸调至pH4.5，内含7mmol/L十二烷基硫酸钠）为流动相，测定附子中乌头碱、新乌头碱、次乌头碱、北乌碱、苯甲酰乌头原碱和苯甲酰新乌头原碱6种生物碱的含量。结果表明，江油附子中双酯型生物碱含量较低；由于盐附子的炮制减毒处理不如黑顺片和白附片剧烈，盐附子中北乌碱、中乌头碱、乌头碱和次乌头碱等双酯型生物碱转化为单酯型生物碱的量少，双酯型生物碱含量较高；而黑顺片和白附片中北乌碱的含量远远高于其他成分的含量。孙婷婷等首次提出了以甲醇-0.2%三乙胺（48：52，冰醋酸调pH5.3）为流动相，洗脱，测定四逆汤中3种双酯型乌头类生物碱及其6种水解产物（苯甲酰新乌头原碱、苯甲酰乌头原碱、苯甲酰次乌头原碱、焦新乌头碱、焦乌头碱、焦次乌头碱）。孙兰等以乙腈-碱性乙酸铵缓冲液（pH10）为流动相，并进行梯度洗脱，附子中的双酯型及单酯型乌头类生物碱6种成分在ZORBAX Extend ～C18色谱柱上柱效较高，峰形尖锐，对称性好，与其他成分达到了基线分离，并可在65分钟内完成1次进样测定。聂黎行等采用薄层色谱法分别对附子中的双酯型生物碱和附片中的单酯型生物碱进行鉴别，并采用高效液相色谱法以［乙腈-四氢呋喃（25：15）］-［0.1mol/L乙酸铵（1000ml含冰醋酸0.5ml）］为流动相梯度洗脱，分别对附子、附片中的单酯型生物碱和双酯型生物碱进行限量检查和含量测定。

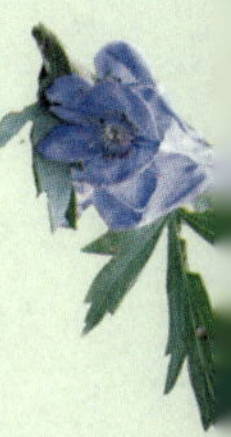

现行《中国药典》的附子“检查”项中双酯型生物碱控制指标只有上限而无下

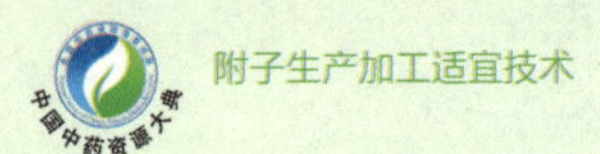

限标准，“含量测定”项中单酯型生物碱控制指标只有下限而无上限标准。双酯型生物碱成分虽然是有毒成分，但同样也有强心、止痛的药效作用，含量近无时也恐无效；单酯型生物碱类成分虽毒性相对双酯型生物碱较低，但含量高时，同样具有毒性。因此，现行标准中应当分别制定双酯型生物碱和单酯型生物碱类成分总和的上、下限限量标准，以便更好地保证附子临床应用安全有效。

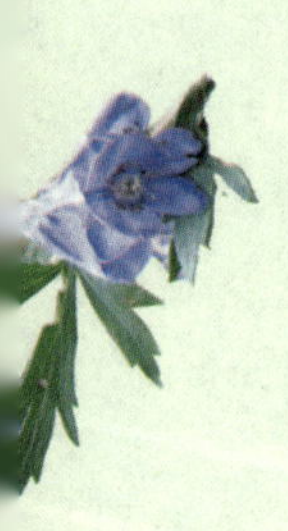

第5章

附子现代研究与应用

一、化学成分

附子中含有生物碱、多糖、氨基酸、有机酸等化学成分。以往对其生物碱，尤其是二萜类生物碱的研究比较多，而其他成分的研究报道比较少。陈嬿于1965年开始研究附子的化学成分，之后国内外学者对附子进行了深入的研究，目前报道的化学成分主要是生物碱类。

1. 生物碱类

附子中主要成分为生物碱类，目前已分离得到的生物碱有100多种，主要为C_{19}型二萜生物碱，此外还有C_{20}型二萜生物碱、酰胺、季铵盐等。

C_{19} 二萜生物碱具有多个含氧取代基。除C-8和C-14总存在含氧取代外，一般C-18接有一个甲氧基。C-1、C-6也多为甲氧基取代。另外，C-3、C-7、C-13、C-15、C-16、C-18也常有取代基。C-3和C-14取代基均为α-构型，C-1取代基一般也是α-构型，C-18取代基为β-构型。附子中C_{19}型生物碱主要以乌头碱（aconitine）为骨架，乌头碱型生物碱特点为没有任何C-7取代基，C-6取代的甲氧基（少数为羟基）一般为α-构型，故乌头碱型生物碱在N、C-1、C-3、C-6、C-8、C-13、C-14、C-15、C-16、C-18位连有不同基团而呈现出不同的化学结构。

目前从附子中分离得到的C_{19}型生物碱已有50多种。1965年，陈嬿等首次从附子中分离得到化合物aconitine、mesaconitine、hypaconitine、talatizidine、*N*-isotalatizidine、karacoline。1982年，陈泗英等从云南栽培附子中分离得到了化合物neoline、fuziline。陈迪华等从附子炮制品白顺片中首次分离得到化合物isoddphhiine。周远鹏报道了附子中含有benzoylmesaconine、benzoylaconine、benzoylhypaconine。Kitagawa I等从炮制附子中分离得到连有脂肪长链的生物碱，首次分离得到化合物14-acetyltalatisamine、lipoaconitine、lipomesaconitine、lipohypaconitine、lipodeoxyaconitine，脂肪长链链接在O-8位，且毒性较其他二萜生物碱大大降低。Konno C等从中国附子中首次分离出化合物monoacetyltalatizamine和3个新生物碱senbusime A、senbusime B、senbusime C。Hiroshi H等从附子中首次分离得到hukbusine A、hukbusine B。1992年，张卫东等在四川江油附子水提液中分离得到新化合物neojiangyouaconitine。王宪偕等从鹅掌叶附子中分离得到新化合物aldohypaconitine。1997年，韩公羽等从附子中首次得到化合物deoxyaconitine、beiwutine。2003年，陈洪超等首次从附子中分离鉴定了化合物kamkanine。Shim S等从炮制附子中相继分离得到新化合物14-*O*-cinnanioylneoline、14-*O*-anisoylneoline、14-*O*-veratroylneoline、lipo-14-*O*-anisoylbikhaconine、iipoforesaconitine，首次分离得到化合物14-*O*-acetylneoline、foresaconitine、crassicauline A、lipoyunanaconitine。

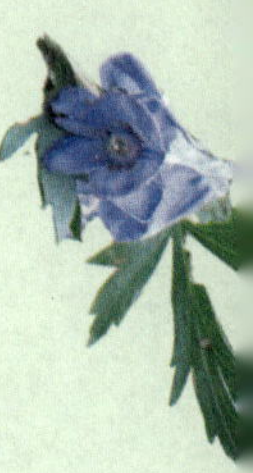

2010年，张思佳等首次从附子中分离得到化合物8-OEt-14-benzoylmesaconitine、aconifine。2012年，Yu HJ等首次从附子中分离得到已知化合物yunaconithie、chasmanine、foresticine。同年，Liu XX等从附子中分离得到新化合物*N*-deethylaconine、beiwutinine和已知化合物hypaconine、mesaconine。Liang X等从附子乙醇部位分离得到化合物*N*-ethyhokbusine B。Gao F等首次从附子分得生物碱chasinanine。雷崎方等从附

子中首次分离得到化合物16β -hydroxycardiopetaline。吴克红等首次从附子中分离得到了生物碱pendulhie，新化合物lipopenduline。2012年，Jiang BY等对附子的水提取液进行了研究，并首次通过单晶衍射确定了其中22个C_{19}型二萜生物碱A环（C-1, C-2, C-3, C-4，C-5和C-11）的绝对构型（A-b为船式构型，A-c为椅式构型）。

2. C_{20}型二萜生物减

目前从附子中分离得到的C_{20}型二萜生物碱16个，C_{20}型生物碱骨架主要有海替生碱型（hetisan）、维替碱型（veatchine）、纳哌啉型（napelline）、光翠雀碱（denudatine）和牛扁碱型（lycoctin）。海替生型生物碱包括：ignavine、hetisine、delgradine、acetyldelgraline。2012年学者Jiang从附子中分离得到4个新生物碱（+）-（13*R*，19*S*）-1β，11α -diacetoxy-2α -benzoyloxy-13，19-dihydroxyhetisan、（-）-（13*R*，19*S*）-1，19-dihydroxy-*N*-methyl-13-（*S*-2-methylbutyryloxy）-2α -propionyloxyhetisaniumhydroxide、（-）-（13*R*，19*S*）-11α，19-dihydroxy-*N*-methyl-13-（*S*-2-methylbutyryloxy）-2α -propionyloxyhetisaniumhydroxide、（-）-（13*R*，19*S*）-11α，19-dihydroxy-*N*-methyI-13-（*S*-2-methylbutyryIoxy）-2α-propionyloxyhetisanium hydroxide；维替碱型生物碱包括songorine、songoramine、l5-acetylsongoramine；纳哌啉型生物碱包括12-epi-15-OAc-l7-BZ-16-OH-16，17-dihydronapeuine、12-epi-napelline，光翠雀碱型生物碱有aconicarmine、aconicarchamine B；目前，从附子中仅分离得到1个牛扁碱型生物碱aconicarchamine A。

3. 其他类型生物碱

除二萜类生物碱以外，国内外学者从附子中相继分离得到了其他类型的生物碱。1972—1974年，Kosuge T等从附子中分离得到了化合物yokonoside、higenamine；1978年，日本学者从北海道附子中分离得到季铵盐coryneinechloride，证实该化合物具有弱强心活性；1982年，陈迪华从附子中分离得到具有强心活性的salsolinol、去甲乌药碱（higenamine）的类似物；1992年，陈海生从江油附子中分离得到1个新阿朴啡型生物碱fuzitin；2012年，Liang从附子中分离得到一个新吡咯啶型生物碱aconicaramide和2个已知吡咯型生物碱5-hydroxymethylpyrole-2-carbaldehyde、oleracein E；同年，耿昭从附子中分离得到化合物uracil、nicolinamide、hypoxanthine、adenosine和uridine；2013年，Liu等从附子中分离得到2个新的吡嗪类生物碱aconicarpyrazine A、aconicarpyrazine B。

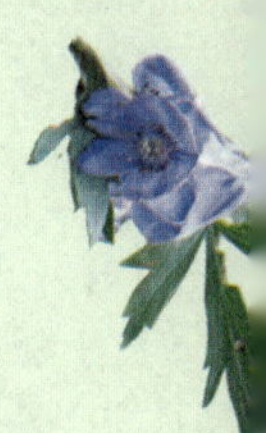

4. 非生物碱类成分

附子中除了生物碱类成分外，到目前还报道了黄酮类及其黄酮苷类、皂苷、神经酰胺、附子苷、多糖、脂肪酸等。此外还有报道从附子中分离得到2,4,6-三苯基-乙烯、苯甲酸等。

二、药理作用

附子作为一味中药使用历史悠久，《金匮要略》《伤寒论》中的很多方剂都含有附子，历代本草中均有附子的记载，著名流派“火神派”以善使用附子而闻名。附子多用于畏寒、肢冷、身倦欲寐、脉微欲绝或沉迟无力等症的“阳虚”或“亡阳”病人，用以“回阳救逆”等。但由于毒性大，被历代医学家列为“最有用亦最难用之药”。现代医学工作者对附子进行了较为广泛的药理研究，对附子的毒性、回阳救逆活性以及其他活性如抗炎、降糖、抗肿瘤、抗衰老等进行了较为深入的研究，以期能够降低毒性，增加疗效，寻找有效成分。

1. 毒性

附子的毒性主要表现为心脏毒性和神经毒性，附子中毒的症状主要为口舌及全身麻木、疼痛减弱或消失、恶心呕吐、心慌气急等，心电图表现为心律失常。在药理实验可见动物呼吸先兴奋后抑制，唾液分泌增加，出现多源性心律失常，最终因呼吸停止而死亡。其毒理学机制主要为影响电压依从性Na^+通道、神经递质的释放及受体的改变，促进脂质的过氧化与心脏、肝或者其他组织的细胞调亡。附子毒性的主要成分为二萜类生物碱，其中以双酯型生物碱毒性最大。由于双酯型生物碱不稳定，其经过水煎煮等炮制过程部分转化成毒性较小的单酯型及胺醇型生物碱，因此附子炮制法自古就有。此外，配伍减毒也是附子减毒的重要途径，附子配伍不同的中药如甘草、干姜等，均能起到增效减毒的作用，为临床上所广泛应用。

2. 强心作用

附子“回阳救逆”作用在现代医学上表现为强心作用，许多学者用不同的制剂在不同的动物模型上均证实了其具有明显的强心作用。实验证明附子不仅对蟾蜍、豚鼠等动物离体心脏有明显的强心作用，对在体正常和衰竭心脏的强心作用也很明显。附子的强心活性物质众说纷纭，早期学者认为乌头类生物碱是其主要活性成分，但现代药理实验证明乌头类生物碱是主要毒性物质，而非强心成分。周远鹏认为附子强心成分主要存在于水溶性部位，从水溶性部位也相继分离得到了确有强心活性的去甲乌药碱、去甲猪毛菜碱、氯化棍掌碱、附子苷等，但是由于研究都不够深入，难以解释附子的强心作用，故附子强心活性物质基础还需进一步阐释。

3. 抗炎镇痛作用

附子一直被中医用来治疗风湿寒痹等风湿性关节炎，提示其可能确有抗炎止痛活性。现代药理实验证明了乌头总碱、乌头碱、中乌头碱、次乌头碱等均有较强的抗炎活性，证实其可显著地抑制角叉菜胶、蛋清、组织胺及5-HT等多种致炎剂引起的大鼠足跖肿胀，并能明显抑制二甲苯所致小鼠耳肿。李文兰等用化学刺激法和热板法研究乌头总生物碱贴片对小鼠的镇痛作用，结果表明乌头总生物碱贴片各剂量组与阴性对照组及基质组比较，能明显提高小鼠热板法痛阈值，差异有显著性意义，具有较好的镇痛作用。黄衍民等用巴豆油和琼脂所致的小鼠耳肿模型和足肿模型，对乌头注射液的抗炎作用及其药效动力学进行了研究，证实了乌头碱对琼脂所致的炎症有显著的抗炎作用。由此可见，附子抗炎止痛活性有效成分应该为乌头类生物碱。

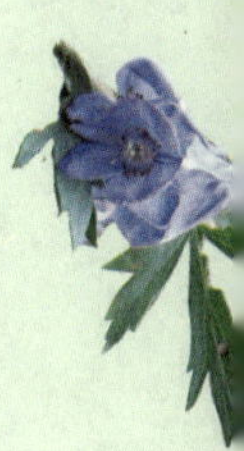

4. 抗衰老作用

盛延良等的研究结果发现，白术、附子、肉桂合剂能够使老年小鼠Bcl-2表达下调，使线粒体CytC显著降低，对老龄小鼠脑神经细胞凋亡有明显的抑制作用。张涛等研究发现，附子能提高老年大鼠血清总抗氧化能力（TAA）及红细胞超氧化物歧化酶（SOD）的活性，降低脑组织脂褐素（LPF）和肝组织丙二醛（MDA）的含量，增加心肌组织Na^{+}-K^{+}-ATP酶的活性，可显著改善Sf细胞膜流动性（LFU），说明了附子能增强机体抗氧化能力，具有显著的抗衰老作用。但附子发挥抗衰老活性的物质基础研究甚少，值得进一步的关注和深入研究。

5. 其他药理作用

除此之外，附子在其他的药理活性方面如提高免疫力、抗肿瘤等方面也有研究报道，附子发挥增强免疫力与抗肿瘤活性的物质主要为附子多糖类。任丽娅等对附子多糖进行了研究综述，阐述了附子多糖在对免疫功能的影响和抗肿瘤方面的研究进行了分析总结：附子多糖的药理作用上体现在提高淋巴细胞转化率和NK细胞活性、诱导肿瘤细胞凋亡、诱导细胞分化、促进抑癌基因的表达以及与阿霉素联合作用发挥抗肿瘤的增效作用等。但是，对于多糖的分离及其化学结构的研究尚处于起步阶段，加强对附子多糖的结构研究，从分子水平揭示其药理作用和结构关系，仍然需要进一步的实验研究。

三、应用

附子始载于《神农本草经》，列为下品。味辛、甘，性大热，有毒。归心、肾、脾经。气雄行散，可升可降，走而不守，通上达下，行表彻里，补火助阳，温通诸经，乃治阳虚诸证及寒凝痛证之要药，尤能救治亡阳重证，拯救生命于垂危，故有“百药之长”之誉。诸家本草皆谓附子“有毒”，其毒的含义概言之有二：一指附子辛热燥烈之偏性，二指其毒烈峻猛，使用不当可致中毒甚或死亡。因此，如何通过合理配伍，以削减附子毒性，充分发挥其特长，“化害为利”，对保证用药安全、提高临床疗效有重要意义。所谓“用药有利有弊，用方有利无弊”。我国最早的本草学著作《神农本草经》将各种药物的配伍关系归纳为“有单行者，有相须者，有相使者，有相杀者，有相畏者，有相恶者，有相反者。凡此七情，合和视之”。并谓“当用相须、相使者良；勿用相恶、相反者；若有毒宜制，可用相畏、相杀者，不尔，勿合用也”。从而奠定了中药配伍的理论基础。历代医家在长期的临床实践中，对附子的配伍应用积累了丰富的经验。

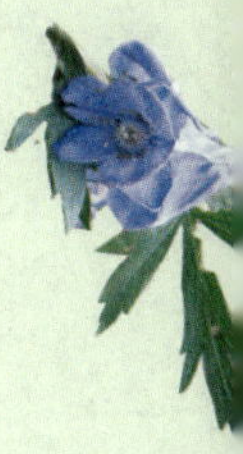

（一）汉代，温阳救逆散寒凝，减毒增效法度明

早在汉代，附子即已被用治多种病证。《神农本草经》将其列为“多毒”的下品，言其“味辛，温。主风寒咳逆邪气，温中，金疮，破癥坚积聚，血瘕，寒湿踒躄，拘挛膝痛，不能行步”。并在该书的“序例”中提出有毒中药配伍的基本原则，曰：“若有毒宜制，可用相畏、相杀者，不尔，勿合用也。”

古今医家善用附子者当首推汉代医圣张仲景，其精当的配伍，圆活的机法一直为后世医家之临床指南。《伤寒论》与《金匮要略》中用附子之药方者有40首之多，用于阳衰厥逆、寒湿痹证、寒凝胸痹、阳虚水泛、里寒泄泻、冷积便秘、寒疝腹痛、脏寒蛔厥，以及头痛、便血、产后中风、伤寒等属元阳不足者。其中，《伤寒论》中附子的应用遍及六经病各篇，涉及条文30余条。配伍附子方剂22首，其中19方为原方中配伍，另有3方在方后注加减用药配伍（小青龙汤、四逆散、理中丸）；所用附子方剂共配伍用药26味，有机组合“药对”25个，提高了药效，减少了毒副作用，扩大了主治功能。主要配伍组合：人参配附子，温阳补气，回阳固脱，方如四逆加人参汤、茯苓四逆汤；白术配附子，温散寒湿，方如真武汤、附子汤；白芍配附子，扶阳益阴；干姜配附子回阳救逆，方如四逆汤、通脉四逆汤、白通汤、四逆加人参汤等；麻黄配附子，助阳温经解表，方如麻黄附子细辛汤；甘草配附子，温养解毒，方如四逆汤、四逆加人参汤等；细辛配附子，逐寒祛痛，如大黄附子汤；黄连配附子，扶阳泻热，方如附子泻心汤。《金匮要略》中论及附子的内容散见于八篇之中，运用附子的药方达21首，条目19条。其中常用的配伍组合有：配伍干姜以回阳救逆，方如四逆汤等；配伍桂枝，温补肾阳，鼓舞肾气，共奏“益火之源，以消阴翳”之功，方如肾气丸（肾气丸中桂枝，后世多改用肉桂）；配伍白术，温阳除湿，以治痹痛，方如白术附子汤；配伍桂枝、白术，行表里，助阳化湿，止痹痛，方如甘草附子汤；配伍乌头、蜀椒、干姜以逐寒止痛，方如乌头赤石脂丸；配薏苡仁以行温里散寒，除湿宣痹之效，方如薏苡附子散；配半夏共奏温中止痛，散寒降逆之功，方如附子粳米汤；配麻黄、细辛则有温发里阳，通彻表里之能，使阳气通行，阴凝解散，水饮自清，方如桂枝去芍药加麻黄细辛附子汤；配大黄，寒温并用，相反相成，方如大黄附子汤；配麻黄以温经发汗，方如麻黄附子汤。

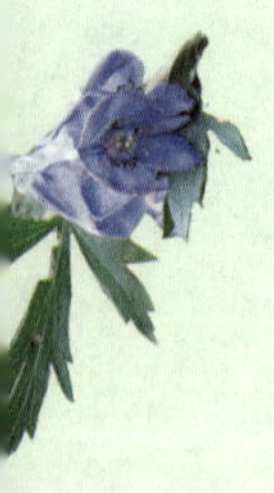

后世诸医家对附子的配伍有了许多发展，但无不源于仲景之法。附子在临证中的适用范围方面，从《伤寒论》可以归纳出六个方面：①用于阳虚外感风寒之表里同病，如桂枝加附子汤、麻黄附子细辛汤、麻黄附子甘草汤；②用于阳衰阴盛证，如四逆汤、四逆加人参汤；③用于阳虚水泛证，如真武汤；④用于阴阳两虚证，如芍药甘草附子汤；⑤用于阳虚兼痞证，如附子泻心汤；⑥用于风湿病证，如桂枝附子汤、甘草附子汤。而在《金匮要略》中附子则主要用于：①益火补土，温运脾阳，如温脾摄血之黄土汤；②辛散温通，祛疲消痈，如薏苡附子败酱散；③温助心阳，通痹止痛，如乌头赤石脂丸；④温助肾阳，化气利水，如肾气丸、麻黄附子汤；⑤散寒除湿，温经止痛，如桂枝附子汤；⑥温里散寒，回阳救逆，如四逆汤。《伤寒论》与《金匮要略》中用附子的37首方剂（除去重复者），与附子配伍最多的当属甘草，另外大多配伍了人参、干姜、芍药或大黄等。而后世历代医家的临床实践和现代实验研究证明，上述的药物配伍正是附子减毒或增效的精妙组合，为后世临床合理应用有毒中药提供了宝贵的经验和借鉴。如甘草所含的甘草黄酮为解附子毒的有效成分，能拮抗乌头碱引发的心律失常，甘草与附子同煮时甘草黄酮的煎出率80.3%，明显高于甘草单煎液的含量（仅为52.9%），提示临床用附子时与甘草同煎，会更有利于解毒成分甘草黄酮的溶出。甘草对四逆汤中3种毒物生物碱（乌头碱、中乌头碱、次乌头碱）含量均有高度显著影响，乌头碱含量随甘草剂量增加而减少，二者呈高度负相关，说明甘草在四逆汤中对附子解毒确有举足轻重的作用。

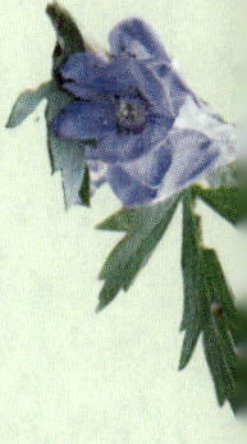

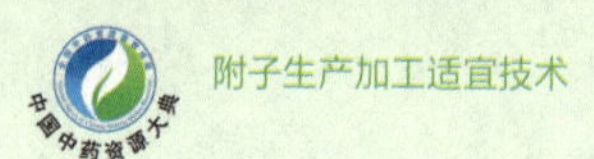

（二）晋唐时期，散寒止痛壮元阳，首创减毒配伍方

魏晋南北朝时期，对附子的应用，既遵前人之说，且有所发展，对附子的配伍解毒尤为重视。梁代陶弘景《本草经集注》中载其“味辛、甘，温、大热，有大毒。治脚疼冷弱，腰脊风寒，心腹冷痛，霍乱转筋，下痢赤白，坚肌骨，强阴（注：义为治阳痞不举），又堕胎，为百药长”。不仅指出了附子具有温壮元阳，散寒止痛的良好功效，且告诫孕妇要慎用。更有意义的是，该书首载与附子相使、相恶、相畏的药物，谓“地胆为之使，恶蜈蚣，畏防风、黑豆、甘草、黄芪、人参、乌韭”，指出防风、黑豆、甘草、黄芪、人参、乌韭可制其毒。在配伍方面，首次提出“俗方动用附子，皆须甘草，或人参、干姜相配者，正以制其毒故也”。可见在晋唐之前，临床就已逐渐将人参、甘草、干姜、防风、黑豆、甘草、黄芪、人参、乌韭等与附子配伍，用以制附子之毒了。此时期各医家对附子的应用，如《肘后备急方》霹雳散，用炮附子1枚，研末，蜜水调下。治阴盛格阳，燥热而不欲饮水者，是取其破阴散寒，引火归元之功。治风寒湿痹，骨节疼烦不得屈伸，近之则痛，短气自汗出，或欲肿者，以附子二两、桂四两、白术三两、甘草二两，水六升，煮取三升，分三服，汗出愈。治肾气虚衰，腰脊疼痛，或当风卧湿，为冷所中，不速治，流入腿膝，为偏枯冷痹缓弱，用炮附子一枚（大者），独活四分，杜仲、茯苓、桂心各八分，牛膝、秦艽、防风、川芎、芍药六分，细辛五分，干地黄十分。以水九升，煮取三升，空腹，分三服。治诸腰痛，或肾虚冷，腰疼痛，阴萎方，以附子四分，巴戟天、杜仲、牛膝、干漆（熬烟绝）各十二分，桂心、狗脊、独活各八分，五加皮、山茱萸、

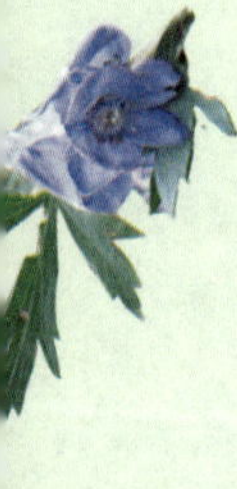

干薯蓣各十分，防风六分。炼蜜丸如梧子大。空腹酒下二十丸，日二服。加减以知为度。

唐代，对本药的配伍应用亦不乏创见，如《备急千金要方》卷十五温脾汤，以附子一枚，大黄四两（后入），干姜、人参、甘草各二两，水煎服。功用温补脾阳，攻下冷积。主治阳虚冷积证。大便秘结，或久痢赤白，腹痛，手足不温，苔白，脉沉弦。《千金方衍义》谓："暴痢势剧，火迫之象，日久不止，热烁津枯，不独下多亡阴，而真阳亦已告匮，故于驻车丸中除去当归之行血，掺入芍药辅阿胶以滋耗竭之真阴，附子助干姜以扶伤残之虚阳。"《外台秘要》卷二十五引《许仁则方》附子五味散，炮附子、细辛、白术各五两，干姜四两，神曲一升。上为散。初服一方寸匕，稍稍加至二三匕，以饮送下，一日二次。主治水谷痢，痢无期度，食不消化，腹痛，每过冷便发。

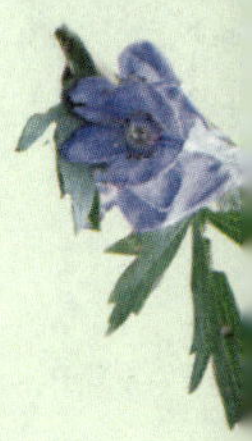

（三）宋金元时期，散风通痹除寒湿，阳虚脱陷风冷宜

宋代，附子的应用范围较前有明显扩大，所创新方更多。如《证类本草》中描述附子的主治病证有36个，其中新增20个，如耳聋，喉痹，风疹，疔疮肿甚，偏风半身不遂，冷癖痃，口噤卒不开，卒忤，呕逆翻胃，久患口疮，热病（吐下水及下利，身冷脉微，发躁不止），元脏伤冷及开胃，脚气连腿肿满、久不瘥，大泻霍乱不止，眼暴赤肿（碜痛不得开，又泪出不止），耳聋风、牙关急不得开，阴盛格阳伤寒，头痛，头风。常配伍酒、醋、盐、葱、姜、枣、蜜、茶、绿豆等。临床用方如《太平圣惠方》卷五附子丸，炮附子一两，桂心半分，厚朴二两，炙甘草一分，当

归三分，炒小麦曲二两，川椒半两。上为末，炼蜜为丸，如梧桐子大。每服二十丸，以生姜、大枣汤送下，不拘时候。主治脾胃气虚弱，肌体羸瘦，不能饮食，食不消化。卷六十七桂附散，炮附子、桂心、白僵蚕、蒲黄、茅根、古铜末、当归各一两。上为细散。每服二钱，以温酒调下。主治跌仆折伤，筋骨伤损疼痛。《太平惠民和剂局方》卷三四柱散，炮附子、木香各一两，白茯苓，人参各半两。上锉，如麻豆大。每服三钱，加生姜二片，大枣二枚，葱白二寸，水煎去滓，早、晚各一服。功用调顺经络，生精补气，强力益志。主治脏气虚弱或元脏气虚，真阳衰败，两耳常鸣，脐腹冷痛，头旋目晕，四肢怠倦，小便滑数，泄泻不止。卷五附子理中丸，附子、人参、炮干姜、炙甘草、白术各三两。上为细末，炼蜜为丸，每两作十丸。每服一丸，以水一盏化破，煎至七分，空心、食前稍热服。主治脾胃冷弱，心腹绞痛，呕吐泄利，霍乱转筋，体冷微汗，手足厥寒，心下逆满，腹中雷鸣，呕哕不止，饮食不进，及一切沉寒痛冷。《圣济总录》卷九十一补益附子丸，炮附子，龙骨、牛膝、肉苁蓉、巴戟天各等分。上为末，炼蜜为丸，如梧桐子大。每服二十丸，空心、日午温酒盐汤任下。以知为度。主治虚劳漏精。卷一一七附子涂脚方，生附子一枚，为末，以姜汁和匀，摊脚心。主治虚火口疮，是用其引火归元之功。卷五十一补肾汤，以煅磁石一两，炮附子、五味子、防风、黄芪、牡丹皮、肉桂、炙甘草、桃仁各二两。上为粗末如麻豆大。每服五钱匕，以水一盏半，加生姜半分，煎取八分，去滓，空心顿服。主治肾虚松悸恍惚，眼花耳聋，肢节疼痛，皮肤瘙痒，小腹拘急，面色常黑，黄疸消渴。《幼幼新书》卷九引郑愈方安心丸，炮附子一两、全蝎半

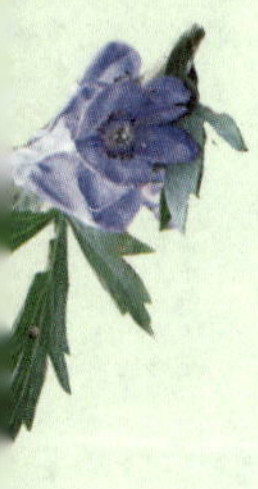

两。为末，面糊为丸，如黄米大，朱砂为衣。每服二十丸，食前盐汤送下。主治小儿慢惊。《扁鹊心书》附子半夏汤，川附子、生姜各一两，半夏、陈皮（去白）各二两。上为末。每服七钱，加生姜七片，水煎服。主治胃虚冷痰上攻，头目眩晕，眼昏呕吐等证。《普济本事方》卷四实脾散，大炮附子一个，草果、炮干姜各二两，炙甘草一两，大腹（连皮）六个，木瓜一个（去瓤）。用水于砂器内同煮至水存半，劈开干姜，心内不白为度，不得全令水干，恐近底焦，取出。锉，焙为末。每服二钱，空心、日午用沸汤点服。主治脾元虚，浮肿。《明医杂著》薛己按称“三生饮乃行经络、治寒痰之药，有斩关夺旗之功”。附子补中汤，附子、橘红、茯苓各一两，人参、干姜、白术、甘草各二两。上为粗末，每服四钱，水一盏半，煎至六分，食前热服。主治溏泄不已。附子养气汤，炮附子三两，人参、白术、白茯苓各一两，木香半两。每服四钱，水一盏，加生姜七片，大枣二枚，煎至七分，去滓，空心服。功用壮脾养气，止呕进食。主治久病方愈，上气急满，痰唾稠黏，以及元脏气虚，真阳耗散，两耳常鸣，脐腹冷痛，头眩目晕，四肢倦怠，小便滑数，泄泻不止。由《金匮要略》肾气丸衍化而成的加味肾气丸，用炮附子二枚，白茯苓、泽泻、山茱萸、山药、车前子、牡丹皮各一两，官桂、川牛膝、熟地黄各半两。上为细末，炼蜜为丸，如梧桐子大。每服七十丸，空心米饮送下。功用温肾化气，利水消肿。主治肾虚腰重，面色黛黑，体瘦膝软，足冷脚肿，小便不利，舌淡苔白，脉沉迟。由《伤寒论》真武汤衍化而成的实脾散，以炮附子、干姜、茯苓、白术、厚朴、木瓜、木香、草果仁、槟榔各一两，炙甘草半两，为粗末，每服四钱，加生姜5片，大枣1

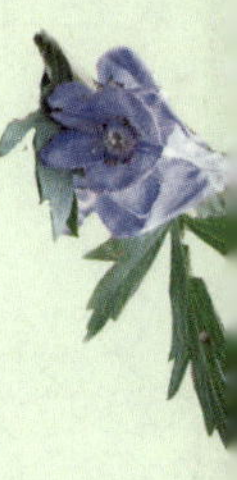

枚，水煎服。功能温阳健脾，温阳利水。主治脾肾阳虚水肿，症见腰以下肿甚，胸腹胀满，身重食少，手足不温，口不渴，小便微短少，大便溏薄，舌淡苔白腻，脉沉迟。《济生续方》参附汤，以人参半两、炮附子一两。为粗末，分作三服，加生姜十片，水煎去滓，食前温服。功用回阳，益气，固脱。用治元气大亏，阳气暴脱，汗出厥逆，喘促脉微之证，确有挽救危亡之功。

金元时期，对附子的认识与应用，可谓百家争鸣，见仁见智。张元素《珍珠囊》谓附子“温暖脾胃，除脾湿肾寒，补下焦之阳虚”；《医学启源》谓“亦能除肾中寒甚，以白术为佐，谓之术附汤，除寒湿之圣药也”。李杲言“除脏腑沉寒，三阳厥逆，湿淫腹痛，胃寒蛔动，治经闭，补虚散壅”。朱震亨谓“气虚热甚者，宜少用附子以行参、芪，肥人多湿，亦宜少加乌、附行经。仲景八味丸用为少阴向导，其补自是地黄，后世因以附子为补药，误矣。附子走而不守，取其健悍走下之性，以行地黄之滞，可致远尔”。王好古《汤液本草》认为附子“气热，味大辛，纯阳。辛、甘，温，大热，有大毒。通行诸经引用药。入手少阳经三焦、命门之剂，性走而不守，浮中沉无所不至，为阳中之阳，故行而不止，非若干姜止而不行也。”配伍应用方面，《宣明论方》卷十二丁香附子散，用附子一两，母丁香四十九个，生姜半斤（取自然汁半碗）。附子钻孔四十九，以丁香填孔内，将生姜汁用文武火熬尽；又用大萝卜一个，取一穴子，入附子又填内，将萝卜盖之，又用文武桑柴火烧香熟为度，取出，切附子作片子，焙干，捣为细末。每服一钱，米汤一盏调下，每日三次。主治脾胃虚弱，胸膈痞块，吐逆不止。《东垣试效方》卷五羌活附子汤，麻黄三分（不

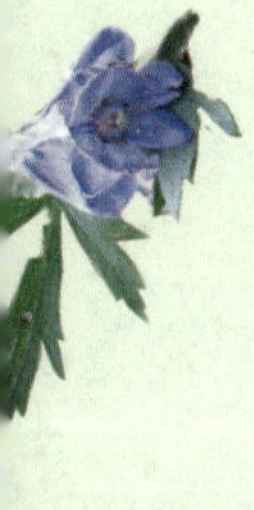

去根节），黑附子三分，羌活、苍术各半钱，防风二分，黄芪一钱，甘草、升麻各二分，白芷、白僵蚕、黄柏各三分。上作一服。水二盏，煎至一盏，食后去滓温服。主治冬月大寒犯脑所致脑风，令人脑痛齿亦痛。《卫生宝鉴》卷十三托里温中汤，炮黑附子四钱，沉香、丁香、益智仁、茴香、陈皮各一钱，木香一钱半，炙甘草二钱，羌活、炮干姜三钱，生姜五片。上为粗末，作一服。水煎去滓，温服。主治疮疡脓溃，元气虚寒，疮为寒变而内陷者，脓出清稀，皮肤凉，心下痞满，肠鸣切痛，大便微溏，食则呕逆，气短促，呃逆不绝，不得安卧，时发昏愦。

（四）明清时期，引火归元温肾暖脾，总结用药配伍规律

明代，对附子效用及配伍增效的一般规律进行了总结，可谓承前启后。有关附子的性能与效用特点，《本草纲目》对其阐述尤详，言其“治三阴伤寒，阴毒寒疝，中寒中风，痰厥气厥，柔痓癫痫，小儿慢惊，风湿麻痹，肿满脚气，头风，肾厥头痛，暴泻脱阳，久痢脾泄，寒疟瘴气，久病呕哕，反胃噎隔，痈疽不敛，久漏冷疮”。认为“附子生用则发散，熟用则峻补”“乌、附毒药，非危病不用，而补药中少加引导，其功尤捷”。《神农本草经疏》谓附子“乃是退阴寒，益阳火，兼除寒湿之要药，引补气血药入命门，益相火之上剂”。《景岳全书·本草正》言其“除表里沉寒，厥逆寒噤，温中强阴，暖五脏，回阳气，格阳喉痹，阳虚二便不通及妇人经寒不调，小儿慢惊等证”。《本草汇言》亦说“附子，回阳气，散阴寒，逐冷痰，通关节之猛药也。诸病真阳不足，虚火上升，咽喉不利，饮食不入，服寒药愈甚者，附子乃命门主药，能入其窟穴而招之，引火归原，则浮游之火自熄矣。凡属阳虚阴

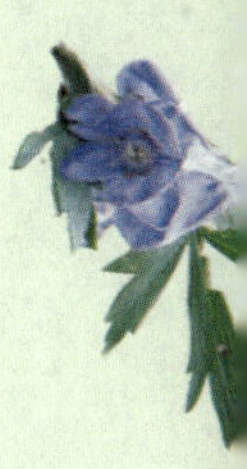

极之候，肺肾无热证者，服之有起死之殊功”。

附子应用配伍的规律方面，《医学正传》谓：“附子，以其禀雄壮之资，有斩关夺将之势，能引人参辈行于十二经，以追复其散失之元阳；又能引发麻黄、防风、杏仁辈发表、开腠理，以驱散其在表之风寒，引当归、芍药、川芎辈入血分，行血养血，以滋养其亏损之真阴。”《神农本草纲目》亦录诸贤之论，谓：“赵嗣真曰：熟附配麻黄，发中有补，仲景麻黄附子细辛汤、麻黄附子甘草汤是也。生附配干姜，补中有发，仲景干姜附子汤、通脉四逆汤是也。戴原礼曰：附子无干姜不热，得甘草则性缓，得桂则补命门。李焘曰：附子得生姜则能发散，以热攻热，又导虚热下行，以除冷病。”《神农本草经疏》亦谓：“附子得干姜、桂枝，主伤寒直中阴经，温中散寒而能出汗；佐人参兼肉桂、五味子，则补命门相火不足，回阳有神；得人参、肉桂，治元气虚人，暴寒之气入腹，腹痛作泄，完谷不化，小水不禁；佐白术，为除寒湿之圣药；得人参、橘皮，主久痛呕哕、反胃，虚而无热者良。”《景岳全书·本草正》言其“大能引火归原，制伏虚热。善助参、芪成功，尤赞术、地建效，无论表证里证，但脉细无神，气虚无热者所当急用”“其所以必用甘草者，盖以附子之性急，得甘草而后缓；附子之性毒，得甘草而后解；附子之性走，得甘草而后益心脾；附子之性散，得甘草而后调营卫，此无他，亦不过济之以仁而后成其勇耳”。

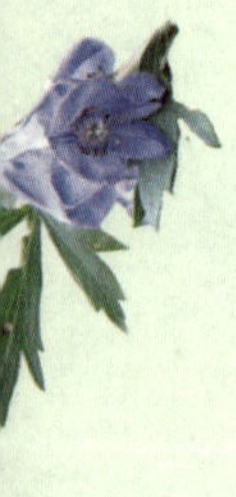

对附子的应用更加广泛，《普济方》卷二二六引《近时十便良方》附子黄芪汤，以附子、黄芪、白术、当归、肉苁蓉、厚朴各一两，人参、桂心各三分，半夏、干姜各半两，甘草一分。为粗末，每服三钱，以水一盏半，加生姜三片，大枣一枚，

同煎至八分，去滓，食前温服。主治诸虚不足及大病后气血不复，虚羸少气，腹胁疼痛，精神倦怠，饮食不进。《杏苑生春》卷五附子细辛汤，黑附子、细辛、白术各一钱，川芎二钱五分，炙甘草五分，生姜五片。用水煎熟，食前服。主治少阴头疼，足寒气逆，脉细。《景岳全书》卷五十一引于《伤寒论》四逆加人参汤的四味回阳饮，炮附子一枚，人参、炮干姜、炙甘草各二两。上锉如麻豆大。每服六钱匕，水二盏，煎至一盏，去滓温服。主治元阳虚脱，危在顷刻者。同卷六味回阳饮，用人参一二两或数钱，制附子二三钱，炮干姜二三钱，炙甘草一钱，熟地黄五钱或一两，当归身三钱。水煎温服。主治阴阳将脱证。同卷右归丸，制附子二两（渐可加至五六两），肉桂二两（渐可加至四两），大怀熟地八两，山药四两，山茱萸三两，枸杞子、鹿角胶（炒珠）、菟丝子、杜仲各四两，当归三两（便溏勿用）。先将熟地黄蒸烂杵膏，加炼蜜为丸，如梧桐子大。每服百余丸，食前用滚汤或淡盐汤送下。或丸如弹子大，每嚼服二三丸，以开水送下。功用益火之原，以培右肾之元阳。主治元阳不足，或先天禀衰，或劳伤过度，以致命门火衰不能生土，而为脾胃虚寒，饮食少进；或呕恶膨胀；或翻胃噎膈；或怯寒畏冷；或脐腹多痛；或大便不实，泻痢频作；或小水自遗，虚淋寒病；或寒侵溪谷，而肢节痹痛；或寒在下焦而水邪浮肿。总之，真阳不足者，必神疲气怯，或心跳不宁，或四肢不收，或阳衰无子等症。本方取《金匮要略》肾气丸之义，使阴生阳长，正如张氏所谓："善补阳者，必于阴中求阳，则阳得阴肋而生化无穷。"

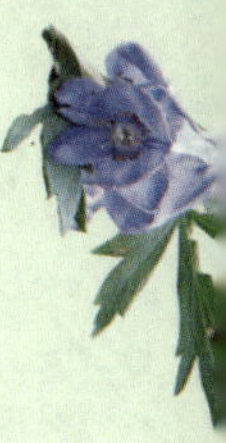

清代，诸医家对附子的认识和运用亦不乏创见。《本草备要》载附子功可"回

阳，补肾命火，逐风寒湿。辛甘有毒，大热纯阳。其性浮而不沉，其用走而不守，通行十二经，无所不至。能引补气药以复散失之元阳，引补血药以滋不足之真阴，引发散药开腠理，以逐在表之风寒（同干姜、桂枝，温经散寒发汗），引温暖药达下焦，以祛在里之寒湿（能引火下行，亦有津调贴足心者。入八味丸内，亦从地黄等补阴）。"《医林纂要探源·药性》亦言其"生用走表，开腠理，通关窍，逐寒风清湿之邪；熟用行里，回欲尽之阳，滋已燥之血；制用滋本，固命火于寒水之中，逐淫邪于沉病之地。用尖则直达尤速，如其所指。"《神农本草经读》称"附子味辛气温，火性迅发，无所不到，故为回阳救逆第一品药"。《医学衷中参西录·药物》赞其"为补助元阳之主药，其力能升能降，能内达能外散，凡凝寒痼冷之结于脏腑、着于筋骨、痹于经络血脉者，皆能开通之。而温通之中，又大具收敛之力，故治汗多亡阳，肠冷泄泻，下焦阳虚阴走，精寒自遗，论者谓善补命门相火，而服之能使心脉跳动加速，是于君相二火皆能大有补益也"。

在总结配伍规律方面，《本草汇》云："阳虚吐血，同地黄、山药丸服。"《本草经解要》曰："附子佐人参、肉桂、五味，补肾真阳；佐白术，除寒湿；同人参、白芍、甘草、砂仁、陈皮，治慢惊；同白术、肉桂、牛膝、木瓜、青皮，治寒病；同人参、陈皮，治久病呕哕；同人参、白芍、甘草、桂枝、北味，治伤寒误汗下，真阳虚脱症。"《得宜本草》说："熟附得麻黄，发中有补；生附得麻黄，补中有发。得人参能留阳气；得熟地能固元阳。"《得配本草》谓："配干姜，治中寒昏困；配黑山栀，治寒疝诸痛；配生姜，治肾厥头痛；配肉果粥丸，治脏寒脾泄；配白术，治寒湿；配半夏、生姜，治胃中冷痰；配泽泻、灯心，治小便虚闭；配煅石膏等分为末，入麝香少许，茶酒任下，治头痛；合荆芥，治产后瘛疭；合肉桂，补命门相火。”《本草述钩元》：说“得参、芪、芍、味、陈皮、甘草，主痈疽溃去脓血过多，致饮食不进，恶心欲呕，不生肌肉，亦主久漏冷疮。得人参、芍药、炙草、陈皮、砂仁，主小儿慢惊。加莲肉、扁豆，治吐泻不止。得术、桂、牛膝、木瓜、橘皮，立止寒疝痛极。得白术、木瓜、石斛、萆薢、薏苡、橘皮、茯苓，治风湿麻痹肿痛，及脚气之无热证者。”对于中附子之毒的解救之法，《得配本草》谓：“生甘草、犀角、川连，煎汤服之可解。”

在应用方面，所创新方颇多。《医学心悟》卷三羌活附子汤，以羌活一钱，附子、干姜各五分，炙甘草八分，水煎服。治疗客寒犯脑，脑痛连齿；手足厥冷，口鼻气冷。《医宗金鉴》卷六十四附子败毒汤，羌活一钱，制川附子一钱，白僵蚕三钱，前胡一钱，连翘一钱五分，生黄芪一钱五分，蔓荆子一钱五分，陈皮一钱，防风一钱，白茯苓一钱五分，金银花二钱，甘草节五分，上用生姜一片为引，水三盅，煎一盅，食远温服。主治湿毒瘰疬。《温病条辨》卷二附子粳米汤，人参三钱，附子二钱，炙甘草二钱，粳米一合，干姜二钱。以水五杯，煮取二杯，滓再煮一杯，分三次温服。主治脾虚土败，自利不渴，甚则哕者。同卷附子理中汤去甘草加厚朴广皮汤，炮附片一钱五分，生茅术三钱，人参一钱五分，炮干姜一钱五分，厚朴二钱，广皮一钱五分。水煎，分二次服。主治阳明寒湿，舌白腐，肛坠痛，便不爽，不喜食。原书谓：“九窍不和，皆属胃病。胃受寒湿所伤，故肛门坠痛而便不爽：阳明失

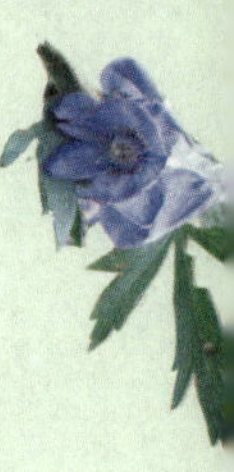

阖，故不喜食。理中之人参补阳明之正，苍术补太阴而渗湿，姜、附运坤阳以劫寒，盖脾阳转而后湿行，湿行而后胃阳复。去甘草，畏其满中也，加厚朴、广皮，取其行气。合而言之，辛甘为阳，辛苦能通之义也。”安肾汤，附子、大茴香、茅术各二钱，鹿茸三钱、胡芦巴、补骨脂、菟丝子、茯苓各三钱，韭子一钱。大便溏者，加赤石脂。水煎，分三次服。久病恶汤者，可用二十分作九。主治湿久脾阳消乏，肾阳亦惫者。“凡肾阳惫者，必补督脉，故以鹿茸为君，附子、韭子等补肾中真阳，但以苓术二味，渗湿而补脾阳，釜底增薪法也。其曰安肾者，肾以阳为体，体立而用安矣。”《医林改错》卷下急救回阳汤，附子八钱、党参各八钱，干姜、白术各四钱，桃仁、红花各二钱，甘草三钱。水煎服。功用回阳救逆，活血化瘀。主治吐泻转筋，身凉汗多。方中用大量的参、附、姜、草（四逆汤加人参）回阳救逆，白术健脾补中，以助回阳之力；因阳气虚易致血瘀，故佐桃仁、红花通气血之路，阳气更易回复。

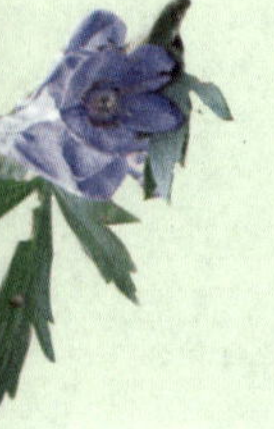

（五）附子近现代组方配伍应用的研究

1. 近现代火神派对附子的应用

近现代以来，对附子的功用特点进行了凝炼、总结，且多有发挥，如《中国药典》2005年版载其功能“回阳救逆，补火助阳，逐风寒湿邪。用于亡阳虚脱，肢冷脉微，阳痿，宫冷，心腹冷痛，虚寒吐泻，阴寒水肿，阳虚外感，寒湿痹痛”。所创新方如《重订通俗伤寒论》附子理中汤，以黑附块五钱，高丽参三钱，清炙草八分，川姜三钱（炒黄），炒白术三钱，生姜汁一瓢（冲）。功用热壮脾肾，急救回阳。主治卒中阴寒，口食生冷，病发而暴，忽然吐泻腹痛，手足厥逆，冷汗自出，肉瞤筋惕，神气倦怯，转盼头项如冰，浑身青紫。“此证惟陡进纯阳之药，迅扫浊阴，以回复脾肾之阳，乃得收功再造，方中以附、姜辛热追阳为君，臣以参、术培中益气，佐以炙草和药，使以姜汁去阴浊而通胃阳。妙在干姜温太阴之阴，即以生姜宣阳明之阳，使参、术、姜、附收功愈速。”《中药成方配本》附子都气丸，六味地黄丸加附子二两，五味子三两。炼蜜为丸服。主治肺肾两亏，阴损及阳，虚火上升，喘息多汗。《全国中药成药处方集》回阳救急丹（沈阳方），鹿茸、人参、小茴香、故纸各三钱，附子、肉桂、吴茱萸、沉香各二钱，麝香一钱。上为极细末，炼蜜为丸，二钱重。每服一丸，生姜水送下。功用镇痛散寒，强心助气。主治阳气衰弱，肾寒精冷，性交感寒，小腹纠痛，腰膝酸软。附桂紫金膏（天津方），生附子、防风、生杜仲、木瓜、白芷、生灵脂、独活、当归、川芎、羌活各二两。上用香油十五斤，炸枯去滓滤净，炼至滴水成珠，再入章丹九十两搅匀成膏。每十五斤膏药油兑乳香面、没药面、广木香面、肉桂面各二两，搅匀。每大张净油一两重，小张净油五钱重。贴肚腹。功用温经散寒，补气养血。主治妇女经血不调，血海空虚，行经腹痛，经来黑紫，肚腹胀疼，以及体亏气弱，腰腿无力，周身酸疼。

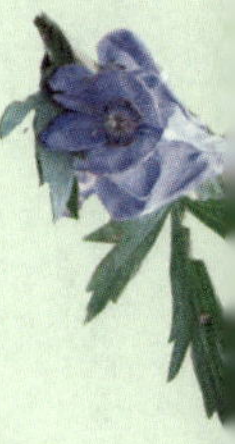

近年来，关于郑钦安及其温阳学术思想引起许多中医学者的关注。而火神派这一医学流派更是在中医界内引起了不小的波澜。所谓火神派，即是指秉承清代郑钦安推崇阳气理论，继承伤寒“扶阳”之理念，临床上强调温扶阳气，处方多用伤寒原方，又有自己的发展，以善用附子、姜（生姜、干姜、炮姜）、桂（肉桂、桂枝）等辛热药物著称的一个医学流派，尤以善用超大剂量附子为突出特点。祝味菊广泛运用附子于各科杂病，剂量常在15～30g，尤精于配伍，或师法先贤，或独出心裁。如附子与羚羊角同用，古方资寿解语汤有之，后世用之不多，而祝氏则常用之。常谓："羚羊角治脑，附子强心，体虚而有脑症状者最宜。"《备急千金要方》之越婢汤，即石膏与附子同用，一以制亢，一以强心。附子之温配大黄之攻下，治阿米巴痢疾其功甚伟，乃祝氏独特经验。他认为治阿米巴痢疾虽用芍药汤最验，但必须与附子、熟大黄共用，效力方著。又以二药治风疹，尤有特效。祝氏还独创了一些配伍。如附子与酸枣仁同用具有强心之效力。附子配伍瓜蒌、薤白治风湿性心脏病。此外祝氏根据仲景桂枝龙骨牡蛎汤而立温潜之法，即用附子之温与磁石、龙齿等之潜而成，治咯血、失眠、心悸、怔忡、遗精、梦交甚验。徐小圃总结出应用附子的指征是：神疲、肢清、脉软、舌润、小便清长、大便溏泄不化，但见一二症，便放手应用。他认为既有所见，自当大胆敢用，以求心之所安。常谓："宁曲突徙薪，勿焦头烂额""阳虚症端倪既露，变幻最速，若疑惧附子辛热而举棋不定，必待少阴证悉具而后用，往往贻噬脐莫及之悔"。因此，他临床应用附子的范围较广，且果敢及时，毫无患得患失之心，而以辨证精细，审证明确为前提。章次公也是擅用附子之大家。在《章次公医术经验集》所收录医案726则，其中运用附子者有144则，占19.8%。医案分内、妇、儿、外，四科共设56个门类，而附子涉及四科34个门类，占59.6%。可见章氏运用附子涉及病种之广。章氏用附子经验颇多，尤其是在温热病中的果敢运

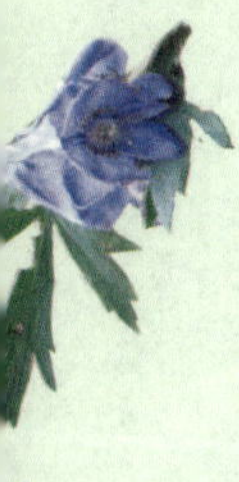

用。温热病用附子并非治疗之常规，而是权变之法。而章次公多能准确辨证，巧妙配伍，大胆投药，多能取得奇效。吴佩衡用附子必久煎。他用附子特点有三：一是用炮制附子；二是与干姜、肉桂（研末泡水冲入）配伍使用；三是久煎，必须先用开水煮沸。口尝不麻再与他药同煎。陈苏生临证继承乃师祝味菊先生用附子之经验，并结合多年之实践，善用温阳四法。温潜法，是指温阳药与潜镇药同用，有引火归原、导龙入海的作用。潜镇药常用三甲（牡蛎、鳖甲、龟甲）、磁石之属，潜其阳而制其虚亢。适用于阳浮于上、上盛下虚之类病症。温滋法，是指温阳药与滋阴药（如生地黄、白芍）同用。适用阳衰而阴亦不足，证见虚烦懊、失眠怔忡、肢节酸楚者。温通法，即温阳药与通利药同用，临床常用来治疗痰饮诸证。因为痰饮为阴邪，最易伤人阳气，正因阳气不足，所以招致阴邪凝聚。常用附子配伍泽泻、带皮苓、大腹皮，淡渗利水；配苍术、川朴、陈皮，燥湿健脾；配牡蛎、白芥子，消饮散结。遂使阳气得复，脾运得健，留饮自除。温泄法，即温阳药与解毒泄浊药同用。常用于阳气衰微，秽浊凝聚诸证，一方面是阳气之不足，另一方面是阴霾之凝滞，故益火温阳与解毒泄浊同用，扶正而不助邪，祛邪而不伤正，有相辅相成之功。解毒泄浊常用土茯苓、忍冬藤、连翘、白薇。李可凡用乌附剂，必加两倍量之炙甘草，蜂蜜150g，黑小豆、防风各30g；凡用附子超过30g时，不论原方有无，皆加炙甘草60g，即可有效监制，如此毒性去而药性不减。现代，对附子的研究和应用，无论是在临床应用，还是化学成分、药理、毒理、配伍减毒增效方面，都取得了很大进展。

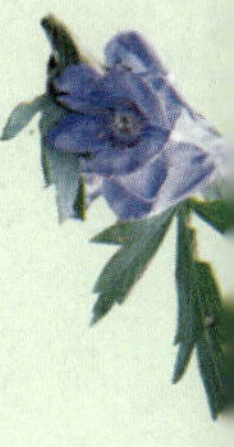

2. 现代附子临床应用近况

（1）治疗风湿性关节炎（痹证） 附子辛甘大热，临床广泛用于阳衰阴盛，风寒湿痹等寒证。吴洋等在继承云南省名中医吴生元教授善治痹证的经验基础上，在临床上采用附子配桂枝加减治疗220例寒湿痹证，取得较为满意的疗效，方中重用附片以温经通阳、散寒祛湿、通络止痛；桂枝温经散寒、调和营卫；祛邪扶正，标本兼治，通达表里，贯通上下，从而达到温经散寒、除湿通络之功效。马维智用桂枝附子汤治疗风湿性关节炎20例，主方为桂枝附子汤加乌头，服1个月后获得满意效果。廖常志用甘草附子汤治疗类风湿病23例，总有效率达100%。王秀敏应用甘草附子汤加减治疗风寒湿痹证型膝关节滑膜炎并积液41例，每天为1个疗程，总有效率为92.68%。于虹等运用甘草附子汤加味治疗痹证66例，总有效率为93%。王兆铭采用附子续命汤治疗重症风湿寒性关节痛60例，对照组40例服大活络丹。结果：治疗组治愈率86.66%，总有效率100%；对照组治愈率45%，总有效率81.75%；两组疗效比较有高度显著性差异（$P<0.001$）。汪锐用加减痛风方治疗类风湿关节炎50例，总有效率为94%。张广玉运用大剂量附子治疗痹证取得良好收效。顾玉蓉以附子为主治疗寒重型类风湿关节炎30例，结果近期控制5例，显效8例，有效16例，无效1例。蒋昌文以附子、干姜为君药，合加减独活寄生汤治疗一多年下肢关节疼痛症患者，10剂而愈。名老中医张琪教授，善于运用附子治疗各种急危重症，疑难杂病，他以附子配合活血通络法治疗类风湿每获良效。李永清以附子合白虎汤加味治疗风寒湿痹日久化热之热痹每有捷效。赵平以

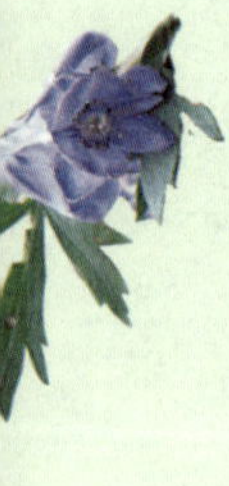

附子配伍清热祛湿通络之品治疗一风湿热痹患者，8剂而愈。可见热证若合理配伍亦不忌附子。

（2）治疗冠心病心绞痛（胸痹）　黄琳以熟附子配伍党参、白术、丹参、砂仁、檀香等治疗一冠心病患者，10剂便获显效。温韶以熟附子、乳香、川芎、桂枝、薤白、炙甘草、法半夏、郁金、丹参等组方治疗重型冠心病心绞痛，疗效显著。名老中医张剑秋教授精于内科杂病，善治疑难病证。临床中张教授常以附子配黄芪、桂枝治疗胸痹，曾治千百例胸痹证患者，疗效显著。邓剑英仿仲景桂枝附子汤化裁治疗一6年冠心病史患者，5剂症减，10剂而愈。许利平采用益气活血法治疗冠心病心绞痛145例。基本方用黄芪、丹参、制首乌、葛根、川芎，重加制附片，兼症随症用药。结果：治愈31例、显效48例、有效46例、无效20例，总有效率86.21%。李士懋教授崇尚仲景学说，学验俱丰，临床善用附子温扶心阳。其以桂枝甘草加附子汤化裁，临床治愈一有十余年冠心病心绞痛病史的患者。

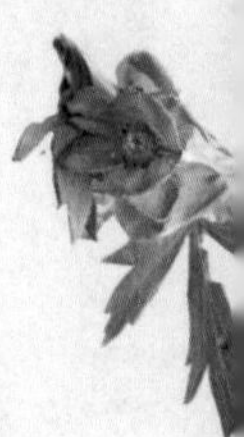

（3）治疗心衰　华凤炎以附子为主配伍不同的药物，临床治疗心衰常能收桴鼓之效。如其用熟附子、西洋参、麦冬、炙龟甲、生地黄、熟地黄、阿胶珠、丹参、五味子、甘草等治疗心力衰竭三级患者，2剂症轻，5剂而安。宋海潭以温阳利水法，以附子汤加味治疗一重度心衰伴水肿的患者，取得良好效果。徐大基在临床以真武汤合五苓散加减治疗慢性心衰疗效明显。陈希敏用附子、干姜、细辛、五味子、大黄、人参等并加重附子用量抢救一危重心衰患者，使之转危为安。

（4）治疗病态窦房结综合征　刘有泉采用附子加黄芪桂枝汤治疗病态窦房结

综合征35例，结果显效12例、有效15例、无效8例。苏哲芝自1983年以来，运用桂枝汤加附子等治疗病态窦房结综合征50余例，疗效显著。温韶临床用熟附子、桂枝、麻黄、甘草、干姜、桃仁组方治疗一病态窦房结综合征患者，10余剂后，患者诸证悉除。

（5）治疗腹痛泻泄　蔡行平以附子理中汤加减治疗十二指肠溃疡伴腹泻患者，临床疗效明显。名老中医张剑秋教授重用附子治泄泻多有奇效。邓剑英取附子可中温脾阳以健运之功，以用附子理中汤加味治愈患腹痛、腹泻、黏液便反复发作2年余的患者。陈金英以附子合四神丸加味治疗腹泻，疗效明显。邹志东以附子配伍炮姜、补骨脂、肉蔻、五味子、白术、乌梅、乌药、太子参、云苓、葛根、柴胡等治愈一有9年腹泻病史的患者。名老中医李彦师以附子内外同用治愈多年慢性腹泻患者。

（6）治疗腰痛　李怀林以熟附片、肉桂、当归、熟地黄、山药、山茱萸、枸杞子、杜仲、菟丝子、淮牛膝、补骨脂、川续、牡丹皮、茯苓、桑寄生、芍药、川芎、木通为基础方，为156例慢性腰腿痛病人进行治疗。结果：治疗组（112例）中显效43例（38.39%），好转59例（52.68%），无效10例（8.93%），总有效率91.07%；对照组（44例）中显效7例（15.91%），好转29例（65.91%），无效8例（18.18%），总有效率81.82%。$P<0.05$，说明治疗效果有显著意义。鞠诣然辨证缜密，用药大胆，以附子60g为君药，配伍甘草、防风、干姜、白术、茯苓、党参、黄芪、山药、山茱萸等治疗年久腰痛患者，1剂即起俘鼓之效。陈永朴用附子配伍苍术、黄柏、牛膝、川断、木通等10剂疗愈一腰痛经久不愈患者。

（7）治疗水肿　邵武临床上重用附子治疗脾肾阳虚引起的水肿76例，取得了满意疗效，经1～2个疗程治疗后，治愈65例，占85.53%；有效5例，占6.58%，无效6例，占7.89%，总有效率为92.11%。徐大基以真武汤加减治疗证属肾阳虚衰之阴水证，临床疗效显著。宋海潭以附子汤加味，药用熟附子、党参、白术、白芍、熟大黄、生姜等治疗尿毒症水肿患者，1剂后患者尿便次数增加，2剂后尿便量显著增加，患者病情明显改善。陈永朴以附子合越婢汤，治愈全身轻度水肿反复发作1年有余患者。

（8）治疗妇科疾病　①治疗月经不调：邹文清以熟附子配伍肉桂、黄芪、白术、炮姜、吴茱萸、肉苁蓉、白芍、艾叶、山茱萸、炙甘草治疗寒凝胞宫之崩漏，疗效明显。熊竹林以四物汤合附子治疗月经稀少，三诊病愈。周丽娟以附子配伍鹿衔草、鹿角片、阿胶、人参、艾叶炭、贯众炭等治疗先天不足导致的崩漏，10剂血止。姜春华以当归四逆汤加附子治疗经行后期，量少，服药7剂，经行恢复正常。②治疗不孕：周丽娟以附子合四物汤加砂仁、鹿角片、党参、小茴香治疗一婚后5年未孕妇女，上方连服3个月，次年得子。李彦师以附子汤，当归生姜羊肉汤合黄芪入药膳治一不孕妇女，半年便得一子。③治疗带下病：黄全法以附子理中汤加减，但处方重用制附片达90g治愈一脾肾阳虚、带脉约束无力之带下病患者。宋民恩以制附片、干姜、山药、炒白术、党参、桑寄生、生龙骨、生牡蛎、白芍、海螵蛸等治疗赤白带下患者，5剂诸证悉平。④治疗更年期综合征：宋文武以近效术附汤合交泰丸化裁治疗上盛下虚证更年期综合征，效果显著。戚莎莉在临床治疗更年期综合征常常加入附子，如

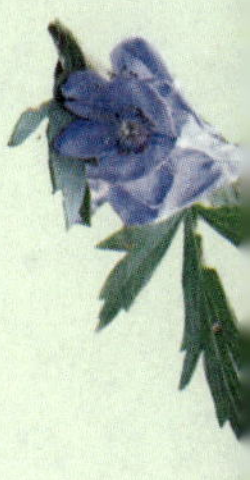

在八珍汤加附子，在六味地黄汤合沙参麦冬汤加减后亦加入附子，经临床观察，疗效显著。

（9）治疗皮肤病　熊水明以附子配当归合疏风凉血之品医治一顽固性风疹患者，三诊告愈。张黑熊药用附子、炮姜、炒白术、仙灵脾、补骨脂、茯苓、炙黄芪、升麻、大枣、煨肉蔻等10剂治愈一过敏性紫癜患者。

（10）治疗其他杂病　①治疗咳喘：邹文清以熟附子、肉桂、山茱萸、熟地黄、砂仁、巴戟天、沉香、党参、白术、炙甘草组方十二剂平复一10余年咳喘患者病情。刘援药以附片、麻黄、桂枝、细辛、姜半夏、五味子、干姜、甘草、厚朴、枳实，另吞服黑锡丹3g，每日2次。治疗20余年哮喘病史患者，疗效显著。姜春华以麻黄附子细辛汤加减治疗哮喘，临床疗效显著。②治疗咽喉肿痛（喉痹）：邹文清以熟附子、肉桂、山茱萸、熟地黄、巴戟天、半夏、党参、白术、炙甘草，治疗虚证喉痹，服药3剂后，症状明显好转，连服10余剂，症状消失。陈永朴药用玄参、生地黄、熟地黄、麦冬、制附子、桔梗、甘草治疗慢性喉痹，疗效明显。张玉清以附子配伍熟地黄、麦冬、五味子、山茱萸治疗一肺癌术后之咽喉肿痛患者，疗效极佳。③治疗汗证：吕英姿以温阳益气固表之法，方用附子、黄芪、苍术、白术、党参、当归、白芍、陈皮、生牡蛎、凤凰衣、甘草治疗产后汗出淋漓不止患者。二诊10余剂则汗证告愈。刘援桂枝加附子汤原方治愈一阳虚自汗、伴有浮肿患者。蒋昌文药以制附片、生姜、五味子、黄芪、白术、太子参、知母、浮小麦等治疗阳虚多汗证，2剂而愈。李士慰以炮附子、桂枝、炙甘草、巴戟天、五味子、黄芪、干姜、浮小麦治疗一心脾肾阳虚多汗患者，疗效显著。④治疗精神分裂症：李云山通过多年临床实践，重用附子治疗精神分裂症获得了比较满意的疗效。⑤治疗急性胰腺炎：刘立昌以通里攻下、清热解毒、活血化瘀为基本原则，重用附子为君，治疗21例急性重症胰腺炎患者，结果治愈20例（症状、体征全部消失，血、尿淀粉酶恢复正常），有1例因弥漫性腹膜炎，而转外科手术治疗。⑥治疗再生障碍性贫血：焦中华主任医师在治疗血液病方面经验丰富，特别是重用附子治疗慢性再生障碍性贫血，他常在基础方中酌情重用附子而获捷效。

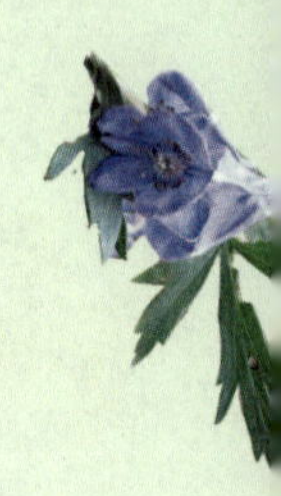

参考文献

[1] 国家药典委员会．中华人民共和国药典：一部［M］．北京：中国医药科技出版社，2015：177.

[2] 赵润怀，王继永，孙成忠，等．基于TCMGIS-Ⅰ的道地药材附子产地适宜性分析［J］．中国现代中药，2006（7）：4-8.

[3] 肖小河，陈士林，陈善墉．四川乌头和附子气候生态适宜性研究［J］．资源开发与保护，1990，6（3）：151-153.

[4] 中国科学院中国植物志编辑委员会．中国植物志［M］．北京：科学出版社，1979：113-326.

[5] 杨广民，张志国．川乌草乌附子［M］．北京：中国中医药出版社，2001.

[6]（魏）吴普．神农本草经［M］．（清）孙星衍，孙冯翼，辑．北京：科学技术文献出版社，1996：90-92.

[7] 赵佶．圣济总录［M］．北京：人民卫生出版社，1995：46.

[8] 黄仰模．金匮要略［M］．北京：人民卫生出版社，1981：38.

[9] 李时珍．本草纲目［M］．北京：人民卫生出版社，1982：2110.

[10] 张仲景．伤寒论［M］．北京：学苑出版社，2007：45-46.

[11]（宋）唐慎微．重修政和经史证类备用本草［M］．尚志钧，校点．北京：华夏出版社，1993：276，280.

[12] 张景岳．景岳全书［M］．北京：人民卫生出版社，2007：547.

[13] 黄建明，郭济贤，孙明明，等．草乌中生物碱含量测定方法的研究［J］．中药材，2002，25（12）：878-880.

[14] 张荣，方庆．川乌加压炮制对乌头类生物碱含量的影响研究［J］．中医药学刊，2003，21（1）：156-158.

[15] 项杰，王阳雪，侯大兵，等．反相高效液相色谱法测定附子有效成分含量的方法研究［J］．四川大学学报（自然科学版），2006，43（1）：165-169.

[16] 赵英永，崔秀明，张文斌，等．RP-HPLC法测定草乌中乌头碱、中乌头碱和次乌头碱［J］．中草药，2006，37（6）：940-942.

[17] 边宝林，司南，王宏洁，等．附子单煎以及与浙贝母合煎后乌头碱、次乌头碱、新乌头碱等有毒成分的含量变化研究［J］．中国实验方剂学杂志，2006，12（4）：9-10.

[18] 王端，刘芳，孙毅坤，等．不同附子炮制品中乌头碱、新乌头碱、次乌头碱含量的HPLC测定［J］．药物分析杂志，2006，26（10）：1361-1363.

[19] 叶震强，张辉珍．高效液相色谱法测定附子中次乌头碱的含量［J］．时珍国医国药，2006，17（2）：197-198.

[20] 刘玉兰，刘世坤，裴奇，等．高效液相色谱法测定附子中3组分的含量［J］．中国药房，2006，17（6）：1255-1256.

[21] 刘芳，于向红，李飞，等. HPLC测定附子及其炮制品中3种双酯型生物碱的含量 [J]. 中国中药杂志，2006，31（14）：1160–1162.

[22] 刘秀秀，晁若冰. HPLC控制参附注射液及附子中 3 种双酯型生物碱 [J]. 中国中药杂志，2007，32（2）：153–154.

[23] 侯大斌，赵祥升，王惠，等. 附子不同组织中生物碱含量的测定 [J]. 西南科技大学学报，2009，24（1）：98–102.

[24] 贾金艳，彭小冰，沈洲卿，等. 附子中新乌头碱的含量测定 [J]. 时珍国医国药，2010，21（5）：1102–1103.

[25] 苏建树，刘自宁，田平芳，等. 微生物发酵对川乌、附子中生物碱含量的影响 [J]. 北京化工大学学报，2010，37（3）：97–101.

[26] 聂黎行，张聿梅，鲁静，等. 附子和附片质量标准研究 [J]. 中国药学杂志，2010，45（15）：1182–1186.

[27] 陈嫦，朱元龙，朱任宏. 中国乌头的研究——Ⅸ. 川乌、附子中的生物碱 [J]. 药学学报，1965，12（7）：435–439.

[28] 陈泗英，刘玉青，王济成. 云南栽培川乌的生物碱成分 [J]. 云南植物研究，1982，4（1）：73.

[29] 周远鹏. 附子及其主要成分的药理作用和毒性 [J]. 药学学报，1983，18（5）：394–400.

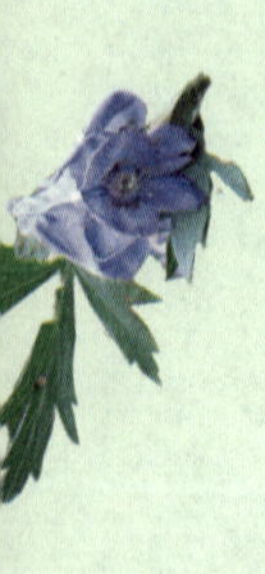

[30] 张卫东，韩公羽，梁华清，等. 国内外对中药附子成分与活性的研究 [J]. 药学实验杂志，1996，14（2）：91-94.

[31] ZUO GY, HE HP, HONG X, et al. New spiramines from *Spiraeajaponica* var. *ovalifolia* [J]. Heterocycles, 200l, 55：487–493.

[32] 陈东安，易进海，黄志芳，等. 附片指纹图谱研究及6种酯型生物碱含量测定 [J]. 中国中药杂志，2010，35（21）：2826-2833.